Karin Jäckel
Naturkosmetik

RAT UND WISSEN AKTUELL

NATUR-KOSMETIK

REZEPTE FÜR DIE SANFTE SCHÖNHEITSPFLEGE

KARIN JÄCKEL

MOEWIG

Originalausgabe

Umschlagentwurf und -gestaltung: Werbeagentur Zeuner, Ettlingen
Druck und Bindung: Ebner Ulm
Printed in Germany 1989
ISBN 3-8118-1092-8

Inhalt

REZEPTE

Einleitung

Seit der erste Mensch im Blick des anderen seinen Spiegel fand, pflegen und schmücken sich Frau und Mann in dem Wunsch, auf diese Weise schön zu bleiben oder schöner zu werden.

Was aber ist das, Schönheit? Ein Ideal, soviel ist gewiß, ausgerichtet am Erscheinungsbild der Jugend, das entscheidend vom Zustand der Haut geprägt wird. Eine zarte, faltenlose, straffe, reine, elastische, kurz eine makellose Haut zu haben gilt wohl den meisten Menschen als erstrebenswert.

Die Haut ist also Schönheitsfaktor Nummer eins. Doch damit nicht genug: Die Haut ist zugleich auch eines unserer größten und wichtigsten Organe. Als Atmungsorgan hat die Haut an der Gesamtkörperatmung mit 2 % nur einen geringen Anteil. In erster Linie dient sie uns als Sinnesorgan, indem sie auf Beziehungsreize reagiert, deren Auswertung unter anderem unser seelisches Befinden entscheidend mitbestimmt.

Erfahrene Beobachter und Hautärzte lesen aus Aussehen und Reaktionen unserer Haut innere wie äußere Störungen der Körpervorgänge ab. Vor allem Stoffwechselkrankheiten, aber auch Nikotin, Alkohol- und Drogenmißbrauch schlagen sich auf der Haut nieder.

Zu allen Zeiten haben die Menschen mehr oder minder geheimnisvolle Mittelchen angewandt, um ihre Haut unvergänglich jung und gesund zu erhalten. Das Bad in Esels- oder Stutenmilch mag hier als berühmtestes Beispiel genügen. Die meisten dieser Mittelchen wurden aus Pflanzen oder tierischen Produkten gewonnen, einige jedoch aus Metallen und künstlichen Ingredienzen hergestellt, die – wie etwa in Puderform gestoßenes Blei – auf Dauer gesundheitsschädlich wirkten.

Bis in die 40er Jahre unseres Jahrhunderts hinein wurden überwiegend natürliche Pflegestoffe als Kosmetika verwendet.

Wasser und erdgewachsene Ausgangsprodukte mußten genügen, wobei die Intensität der Körperpflege grundsätzlich eine Frage des Geldes war.

Seit Beginn des sogenannten Wirtschaftswunders verführen uns die Spezialisten der Kosmetikbranche auf immer perfektere Weise dazu, aufwendig gestaltete Dekorationsverpackungen mit mengenmäßig geringem Inhalt für teures Geld einzukaufen, um dem Traum vom Schönheitsideal möglichst nahezukommen. Serienherstellungen, Versuche in Tierlaboratorien und chemische Mixturen sollen Garanten der ewigen Jugend sein. In Wahrheit jedoch haben sie – zusammen mit den Umweltbelastungen – zu einem erschreckenden Anwachsen allergischer Hautreaktionen geführt.

Dieses Buch über Naturkosmetik entstand aus dem Bestreben, Wege zur Körperpflege aufzuzeigen, die auf kommerzielle, größtenteils synthetische Produkte verzichten und statt dessen unschädliche, oft wirksamere, in jedem Fall preiswertere und der eigenen Kontrolle unterworfene Präparate bevorzugen.

Die vorgestellten Rezepte sind überwiegend von mir selbst erprobt. Sie wurden zum Teil seit Generationen in unserer Familie weitergegeben und angewandt. Wachsende Erfahrung im Umgang mit der Herstellung und dem Gebrauch von Naturkosmetik wird auch Sie dazu befähigen, eigene Rezepturen zu entwickeln bzw. nach Ihrem Geschmack bereits erprobte Basiselemente abzuwandeln.

Die Beschaffung der natürlichen Zutaten sowie der benötigten Geräte und Gefäße, die meist ohnedies im Haushalt vorhanden sind oder doch immer wieder Verwendung finden, ist denkbar einfach und preiswert.

Packen Sie Ihr Abenteuer „Naturkosmetik“ mutig an! Sie werden sichtbaren Erfolg genießen.

WISSENSWERTES ÜBER NATURKOSMETIK

Die Pflege des Körpers

Hautpflege

Um ihren vielfältigen Aufgaben gerecht werden zu können, ist die Haut in drei Schichten aufgeteilt, die wiederum in sich selbst Unterschichten bilden. Die Hautbereiche bestehen aus: Oberhaut (Epidermis), Lederhaut (Cutis) und Unterhaut (Subcutis).

Die Oberhaut baut sich aus einem mehrschichtigen Deckgewebe von 0,1 bis 0,7 mm Dicke auf. Ihre Hauptaufgabe liegt im Schutz der darunter befindlichen Adern, Nerven, Tastkörperchen, Drüsen usw. Da die Oberhaut aus diesem Grunde ständiger Belastung ausgesetzt ist, muß sie in hohem Maße erneuerungsfähig sein. Die Entstehung neuer Hautzellen geht in der sogenannten Keimschicht vor sich, einer Unterabteilung des Deckgewebes, die auch für die Bildung der Hautpigmente (Farbstoffkörperchen) zuständig ist.

Unter der Oberhaut befindet sich die Lederhaut, die aus einem dichten Netz durcheinanderlaufender Blutgefäße und lockerer Fasern besteht. Innerhalb dieses Netzes liegen die Zellen, Blut- und Lymphgefäße sowie Sinneszellen und Nervenendungen. Außerdem ordnen sich hier zahlreiche Schweiß- und Talgdrüsen an, deren Gänge die Oberhaut durchdringen und als feine Porenöffnungen sichtbar sind.

Die dritte Hautschicht ist die Unterhaut. Sie wird aus in alle Richtungen laufenden, sehr lockeren Bindegewebsfasern gebildet. Je nach den Ernährungsgewohnheiten der einzelnen Menschen entwickeln sich hier Fettzellen, die auf dem Bauch 5 und mehr cm dick werden können. Aufgabe der Fettzellen ist es, als Nährstoffreserve zu dienen sowie Druck- und Stoßkräfte von außen abzufangen. Darüber hinaus wirken sie als Kältebremse.

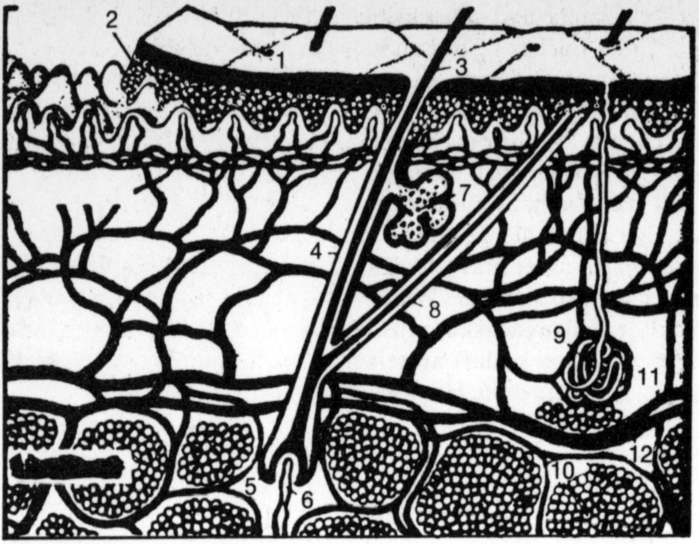

1 Hornschicht
2 Keimschicht
3 Haar
4 Haarbalg
5 Haarzwiebel
6 Versorgende Kapillare (Blutgefäße)
7 Talgdrüse
8 Haarbalgmuskel
9 Schweißdrüse
10 Unterhautfettgewebe
11, 12 Blutgefäße

Über die Haut scheidet unser Körper Schlackenstoffe sowie Wasser und Fett aus. Wasser verdunstet in Form von Schweiß; Abbauprodukte und Talg lagern sich als Verunreinigung auf der Haut ab. Zusätzliche Belastungen durch äußere Einflüsse wie Luftverschmutzung, Trockenheit in ungelüfteten oder klimatisierten Räumen, Abgase oder Nikotinrauch und dergleichen mehr kommen täglich hinzu. Schonende Reinigung und regelmäßige, auf den jeweiligen Hauttyp abgestimme Pflege sind daher unerläßlich. Eine solche Pflege sollte stets sowohl innerlich wie äußerlich erfolgen.

Die innerliche Entlastung der Haut wird in der Regel mit Hilfe von sinnvoller Ernährung sowie Bewegung in frischer Luft, eventuell Sauna und Massagebehandlungen erreicht. Im Anhang dieses Buches verweisen wir auf eine Vielzahl hilfreicher Bücher, unter anderem auch auf Vollwert-Kochbücher mit zahlreichen Rezepten. Schon eine Ernährungsumstellung an einem Tag pro Woche oder über einen Zeitraum von 2 bis 4 Wochen hinweg kann dazu beitragen, die Haut sichtbar zu stärken.

Auf die Oberhaut aufgetragene, äußere Pflege wirkt mehrfach. Sie stützt die Festigkeit der Haut und beeinflußt ihre Dehnbarkeit. Aber auch der Zustand der Unterhaut mit ihren Fettdepots wird sichtbar. Wird die Haut beispielsweise im Verlauf einer Schlankheitskur unzureichend gepflegt, kann sie sehr schnell welk und schlaff aussehen, da ein Schmelzen der Fett-Füllsel eine überdehnte Hautoberfläche zurückläßt.

Gesichtspflege

Eine zweimalige Gesichtsreinigung, jeweils am Morgen und am Abend, sollte zu Ihrem täglichen Programm gehören und auch in Zeiten größter Anspannung nicht vernachlässigt werden. Feuchten Sie Gesicht, Hals und Hände mit klarem Wasser an. Massieren Sie anschließend Ihr spezielles Reinigungsmittel sanft und sorgfältig in die Haut ein. Achten Sie bitte darauf, daß die sehr empfindliche Partie rund um die Augen ausgespart bleibt. Spülen Sie nun mit reichlich warmem Wasser nach, und tupfen Sie Ihre Haut mit einem frischen Handtuch trocken. In keinem Fall sollten Sie dabei eine Art Rubbelmassage versuchen; die Haut würde davon überbeansprucht und mit Reizungen reagieren.

Die zuvor ausgesparte Augenpartie, deren Hautgewebe kaum Talgdrüsen und kein Unterhautfettgewebe enthält, folglich sehr rasch austrocknet und Falten bildet, reinigen Sie besonders achtsam und gründlich. Benutzen Sie dazu am besten einen Wattebausch oder ein Läppchen aus weichem Baumwollvlies, das Sie in einer augenmilden Lotion getränkt haben.

Bei den meisten Frauen zeigen sich schon ab Mitte 20 die ersten Augenfältchen, obwohl die übrige Gesichtshaut noch straff ist. Ursache sind die sehr feinen Bindegewebsfasern rund ums Auge, die relativ rasch zerstört werden, sich jedoch nur langsam erneuern. Um zu verhindern, daß zusätzlich zu den Mimikfalten Trockenheitsfältchen entstehen, sollten Sie immer feuchtigkeitsspendende, beruhigende und entspannende sowie, für die Nachtpflege, ölhaltige Pflegemittel verwenden.

Lieben Sie Augenschminke, ist es sinnvoll, eventuell vorhandene Make-up-Reste mit den von den Herstellerfirmen empfohlenen Reinigungsmitteln abzutupfen. Synthetischen Präparaten mit Naturkosmetik entgegenwirken zu wollen, hieße in bezug auf die Augen, unverantwortlich zu experimentieren.

Im Anschluß an die Augenpflege hilft Ihnen ein Gesichtswasser, letzte Schmutzreste aus den Poren zu entfernen und die Haut zu erfrischen. Wer eine sehr trockene Haut hat, sollte jedoch lieber darauf verzichten und sein Gesicht nur mit viel lauwarmem Wasser nachspülen. Da sich die Poren in der Wärme öffnen, lassen sich Schmutzpartikelchen auf diese Weise leicht und sanft auswaschen. Günstig ist es, die letzte Spülung mit kaltem Wasser vorzunehmen, da dieses die Poren wieder zusammenzieht.

Schuppige und/oder unreine Haut ist für eine wöchentliche Schälkur (Peeling) dankbar. Hierzu massiert man etwa drei Minuten in sanften, kreisenden Bewegungen eine mit kleinsten festen Teilchen versetzte Reinigungscreme auf die Oberhaut, so daß Hautschuppen und Unreinheiten abgeschmirgelt werden. Anschließend sollte die behandelte Haut mit warmem Wasser erfrischt und gereinigt werden.

Sobald Sie Gesicht, Hals und Dekolleté gewaschen haben, dürfen Sie Ihre Haut mit einer Pflegecreme Ihrer Wahl verwöhnen, die ihr sowohl Feuchtigkeit als auch Fett zuführt. Leichtes Klopfen mit den Fingerspitzen verbessert das Einwirken des Präparates. Es ist ein Irrtum anzunehmen, besonders dick aufgetragene Creme pflege die Haut besonders gut. Im Gegenteil: Unter einer starken Cremeschicht schwitzt die Haut. Der

Schweiß gelangt nicht durch die alle Poren verstopfende Fettschicht. Die Haut quillt auf. Im Vergleich dazu läßt eine nur sparsam verwendete Creme sowohl Hautatmung als auch -verdunstung zu und kann von der Oberhaut optimal aufgenommen werden.

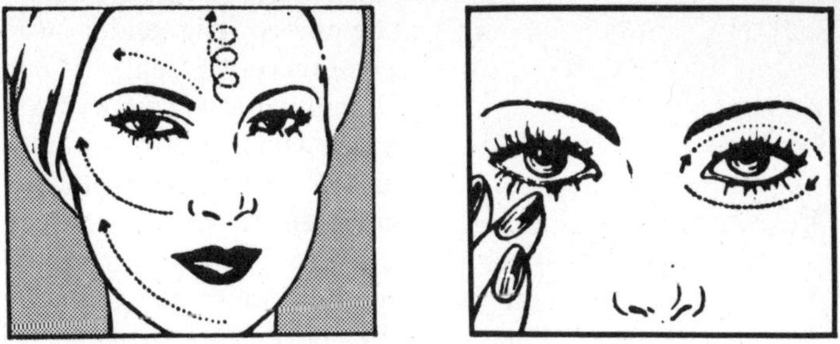

Schemazeichnungen für das Auftragen von Pflege- und Reinigungsmitteln

Wer sich selbst besonders verwöhnen möchte, sollte sich ein- bis zweimal wöchentlich eine Pflegemaske gönnen. Wärmen Sie Ihr Pflegemittel im Wasserbad langsam auf Körpertemperatur an. Tragen Sie es anschließend in einer möglichst gleichmäßigen, nur den Augenbereich ausklammernden, etwa 1 mm dünnen Schicht auf Gesicht und Dekolleté auf. Während der 15 bis 20 Minuten langen Wirkzeit ist es sinnvoll, die Augen mit einem Augenpflegemittel abzudecken und zu schützen.
Ähnlich empfindlich wie der Augenbereich ist die zarte Lippenhaut. Sie sollte mindestens drei- bis viermal täglich mit einem eigens zusammengestellten Lippenpflegemittel versorgt werden. Pflanzenöle und Wachs schützen hervorragend.

Zahnpflege

Ein Trost für alle, die ihre gelblichen, bräunlichweißen, fleckigen Zähne ärgern: Besonders weiße Zähne sind besonders kariesanfällig. Sie leiden nämlich an einem Fluorid-Mangel. Fluorid ist ein Mineral, das Zähne härtet, sich im Zahnschmelz ablagert und diesen gegen Karies widerstandsfähig macht, zugleich aber leicht gelblich färbt. Die Menge des Fluorids wird erblich bestimmt. Das heißt, Eltern mit guten Zähnen geben die Chance für gute Zähne mit der Erbmasse an ihre Kinder weiter.

Besonders viel Fluorid ist in unseren Eckzähnen enthalten, die deswegen auch bei Menschen mit auffällig weißen Zähnen eine schwache Elfenbeinfärbung aufweisen.

Die Erklärung für diese Beobachtung liegt in der Entwicklungsgeschichte des Homo sapiens. In den Anfängen der Menschheitsgeschichte mußten die Eckzähne, die vergleichbar den Reißzähnen des Raubtieres zum Zerkleinern der zähen Nahrungsbrocken dienten, hart und unempfindlich sein. Dies wurde durch eine extreme Belastbarkeit des Zahnschmelzes ermöglicht, der bis heute dicker und fluoridreicher als der der anderen Zähne ist. Die Aufgabe des menschlichen Eckzahns hat sich heutigen Nahrungsangeboten angepaßt. Nur Farbe und Stärke des Schmelzes erinnern an längst vergangene Zeiten.

Der Fluoridgehalt unserer Zähne ist jedoch nicht ausschließlich erblich bedingt. Babys und Kleinkindern wird seit Jahren von Geburt an Fluor in Tablettenform verabreicht, um Karies vorzubeugen. Und auch der Fluoridgehalt unseres Trinkwassers ist bedeutsam. Je nachdem, wieviel Fluorid über das Wasser in den Zahnschmelz gelangt, werden sich unsere Zähne weißer oder gelber, weicher oder härter zeigen.

Es wäre nun aber ein fataler Irrtum, Zähne, die wegen mangelnder Pflege gelb sind, als besonders gesund zu loben. Speisereste und Speichel legen sich als Zahnbelag (Plaque) auf dem Schmelz ab und erzeugen intensive Verfärbungen von gelb bis schwarz. Karies ist bei uns auch heute noch die Volkskrankheit. Das müßte nicht sein!

Regelmäßiges und gründliches Putzen wirkt Wunder. Zahnärzte empfehlen, sich mindestens dreimal täglich die Zähne zu putzen, auf jeden Fall aber *nach* statt vor dem Frühstück und nach dem Abendessen oder dem letzten Betthupferl. Die Putztechnik ist dabei von entscheidender Bedeutung.

Wirklich sauber werden Zähne nur, wenn man „von Rot nach Weiß" putzt. Mit anderen Worten: immer senkrecht vom Zahnhals zur Zahnkrone in kurzen Auf-Ab-Bewegungen. Jede Zahnreihe sollte so bearbeitet werden, und zwar zuerst die Außenseiten, dann die Innenseiten und zuletzt die Kauflächen. Insgesamt drei Minuten lang!

Um an jeden Zahn optimal heranzugelangen, ist eine Zahnbürste mit kurzem Kopf und „Multituff"-Borsten zu empfehlen. Gemeint ist eine Putzfläche aus möglichst vielen, eng aneinanderstehenden Borsten, die elastisch federn und auch nach häufigem Gebrauch nicht zu „Struwwelpeter-Köpfen" mit seitlich herausstechenden Einzelborsten werden.

Bürsten mit V-förmig angeordneten Borsten wurden in der Werbung als die beste Entwicklung gepriesen. Mittlerweile hat man jedoch erkannt, daß die aus aufeinander zulaufenden Borstenbüscheln aufgebauten Putzköpfe das Zahnfleisch aufreißen und sogar den Schmelz beschädigen können.

Die Frage, ob man Kunststoff- oder Naturborsten nehmen soll, stellt sich bei Zahnbürsten nicht. Kunststoffborsten haben sich in der Praxis besser bewährt. Naturborsten sind hohl. Sie weisen eine vergleichsweise rauhe Außenwand auf. In den Zwischen- und Hohlräumen der Borsten lagern sich sehr rasch Speisereste ab, die ein Eldorado für Bakterien sind, die wiederum dem Zahn schaden.

Zum richtigen Zähneputzen gehört die richtige Zahnpasta – dieser Slogan gilt heute wie gestern.

Die meisten professionellen Zahnputzmittel enthalten Tenside, waschaktive Substanzen also, sowie Geschmacksstoffe, Wirkstoffe gegen Zahnfleischentzündungen und Karies, ferner Phosphate, Aluminiumverbindungen, Schlämmkreiden oder Kieselsäure. Die letztgenannten Zutaten sind für die Bleiche des

Zahnschmelzes wirksam, wobei die Grobheit ihrer Struktur den Erfolg bestimmt. Leider ist dieser optische Erfolg meist ein gesundheitlicher Mißerfolg, denn die groben Schleifteilchen kratzen den Zahnschmelz oft empfindlich an. Wenn man sie einmal wöchentlich anwendet, stellen Zahnmediziner den Nutzen der Präparate nicht in Abrede. Im Gegenteil, Verfärbungen durch Nikotin, Rotwein, Koffein und Tein greifen den Zahnschmelz auf Dauer nachhaltiger an als eine etwas unsanfte Reinigung. Befriedigenden Ersatz für aggressive industriell hergestellte Zahnputzmittel bietet die Naturkosmetik.

Zu bemerken bleibt jedoch, daß keine Zahnreinigung langfristig aufhellend wirkt. Sobald der abgeriebene Speichel- und Plaque-Belag sich erneuert hat, haben die Zähne ihre ursprüngliche, erblich und verhaltensbedingte Farbe wieder. Tiefgreifende Änderungen kann nur der Zahnarzt vornehmen. Er entscheidet auch, ob die aufgefallene Farbverschiebung Anzeichen einer noch nicht erkannten Krankheit ist. Wer alle 6 Monate zur Vorsorgeuntersuchung erscheint, wird wahrscheinlich ohne große Schwierigkeiten auch weiterhin strahlend lächeln können.

Haarpflege

Wir sprechen von Haarpflege und meinen die Verwendung milder Shampoos, Packungen, Haarwasser und Spülungen. Unsere Mütter und Großmütter hielten Haarewaschen noch für ein schwieriges Problem. Einmal wöchentlich am samstäglichen Familienbadetag mußte genügen, und selbst das schien noch zuviel. Heute weiß man, daß Schmutz und Fett für gesundes Haar entschieden abträglicher sind als eine tägliche Haarwäsche mit milden Pflegemitteln. Scheuen Sie sich also nicht, Ihr Haar so ausgiebig und häufig zu waschen, wie es Ihnen nötig erscheint.

Spülungen machen Ihr Haar leichter frisierbar, elastischer

und schenken ihm Glanz. Massieren Sie Ihre Spülung nach der Wäsche ins feuchte Haar ein und lassen Sie sie gut 3 Minuten einwirken. Ein Häubchen aus Plastikgewebe kann dabei die Pflegewirkung unterstützen. Anschließend sollten Sie Ihr Haar mit lauwarmem Wasser sehr sorgfältig ausspülen.

Eine saure Spülung empfiehlt sich etwa alle 4 Wochen, um Seifenreste und Kalkablagerungen aus Haar und Kopfhaut zu entfernen.

Packungen erhalten die Schönheit des Haares, wenn man sie regelmäßig in vierzehntägigem Abstand anwendet. Abgestimmt auf Ihren speziellen Haartyp und -zustand, wird die Packung ins gereinigte, noch handtuchfeuchte Haar einmassiert. Eine Einwirkzeit von zwei bis sechs Minuten ist nötig, um den gewünschten Pflegeeffckt zu erzielen. Nun kann man das Haar gründlich ausspülen und unter einem Handtuchturban sanft trocknen lassen. Besonders dankbar wird das Haar reagieren, wenn es so oft als möglich an der Luft trocknen kann und nur selten mit den strapaziösen Heizgeräten wie Haube oder Fön in Berührung kommt.

Eine Haarkur eignet sich vor allem für angegriffenes Haar, dessen Struktur durch Dauerwellen, Bleichen und Färben in Mitleidenschaft gezogen wurde. Sie zahlt sich jedoch nur aus, wenn sie über einen Zeitraum von sechs bis acht Wochen hinweg regelmäßig zweimal wöchentlich angewandt wird.

Die Schlußpflege Ihres Haares sollte immer in einigen Tropfen Haarwasser gipfeln. Es sorgt dafür, daß die Haarwurzeln Nährstoffe erhalten. Es normalisiert außerdem die Talgdrüsentätigkeit, so daß zu trockenes oder zu fettiges Haar auf ein gesundes Mittelmaß eingepegelt wird. Schließlich steigert es die Spannkraft des Haares, was sich beim Kämmen und Frisieren angenehm auswirkt. Ihr Haar wird Ihre Mühe mit schöner Fülle, Duftigkeit und Glanz lohnen.

Handpflege

Die tägliche Belastung unserer Hände durch Arbeit mit groben, rauhen Materialien, mit Spül- und Reinigungsmitteln, Chemikalien und Wasser läßt die relativ dünne Haut rasch spröde, rissig und trocken werden oder verhornen.

Zum Schutz unserer Hände sollten wir so oft wie möglich strapazierfähige Arbeits- oder Gummihandschuhe tragen. Auch sollte es uns zur Gewohnheit werden, ausschließlich milde Seifen zum Waschen zu verwenden und die Hände anschließend stets mit einer Handcreme oder Lotion einzureiben. Nur so kann unsere Haut weich und geschmeidig bleiben bzw. werden.

Eine zusätzliche Annehmlichkeit bietet ein Handbad mit Badeölzusatz, das wir uns einmal wöchentlich für 10 bis 15 Minuten gönnen sollten. Anschließend läßt sich die Maniküre leicht und schmerzlos durchführen. Die Nagelhaut kann nun mit einem weichen Tuch oder einem sogenannten Pferdefuß – einem Manikürgerät, das an seiner Spitze eine hufeisenförmige Kuppe trägt – zurückgeschoben werden, ohne daß sich feine Risse bilden, die erfahrungsgemäß leicht tiefer einreißen, sobald die Haut vollständig abgetrocknet ist. Zum Abschluß der Maniküre tragen wir auf besonders weiche Nägel ein- bis zweimal wöchentlich einen Nagelhärter auf und verwöhnen die Nagelhaut mit einer feinen Schicht Nagelöl. Es festigt die Nägel, hält die Nagelhaut geschmeidig und heilt kleine Wunden rasch ab.

Fußpflege

Das Tragen von Schuhen und Strümpfen engt unsere Füße in der Regel über viele Stunden des Tages so sehr ein, daß eine normale Hautatmung erschwert oder gar unmöglich wird. Die Folgen sind heftige Schweißbildung und ein Austrocknen der

Haut, begleitet von mehr oder minder starker Hornbildung im Fersen- und Zehenballenbereich. Ein Fußbad kann hier Abhilfe schaffen und nicht nur die gequälten Füße, sondern den ganzen Körper erfrischen. Die Verwendung eines Badezusatzes sollte obligatorisch sein.

Als Faustregel gilt:
- Badesalz bei normaler, stark schwitzender Haut
- Badeöl bei trockener, empfindlicher Haut.

Nach dem etwa 10 bis 15 Minuten währenden Fußbad ist ein gründliches Abtrocknen wichtig, wobei besonders die Zehenzwischenräume berücksichtigt werden sollten. Zur Verstärkung der Massagewirkung des Abtrocknens leistet das gründliche Einwirken einer Pflegecreme gute Dienste. Jetzt erst ist eine Pflege der Zehennägel sinnvoll. Nagelöl und Nagelhärter, die wir für die Maniküre hergestellt haben, sind auch zur Pediküre zu empfehlen. Ihre Anwendung bleibt gleich.

Wir erweisen uns selbst den größten Gefallen, wenn wir in Haus und freier Natur möglichst oft barfuß laufen. In jedem Fall aber sollten wir unseren frisch behandelten, eingecremten, eingeölten Füßen Schonfrist von gut 20 bis 30 Minuten einräumen, ehe wir uns erneut in Strümpfe und Schuhe zwängen. Wer sich früher ankleidet, hat seine Pflege im Grunde verschwendet und Strumpfgewebe wie Schuhleder mit den Gehaltsstoffen der Pflegeprodukte verkleistert.

Körperpflege

In unserer hektischen Zeit sind Vollbäder leider aus der Mode gekommen. Dennoch sollten Sie sich alle vier Wochen einmal ein reinigendes und pflegendes Bad anstatt des raschen Duschbades gönnen.

Warmes Wasser entspannt Haut und Muskulatur. Es bereitet den Körper darauf vor, alle pflegenden und heilenden Wirkstoffe, die dem Bad zugesetzt wurden, aufzunehmen.

Wählen Sie Ihre Badetemperatur zwischen 37 und 39 Grad Celsius, und erlauben Sie sich nicht, ausgiebiger als maximal 20 Minuten zu baden. Je intensiver die Heilwirkung des Bades sich entfalten soll, desto wichtiger sind Temperatur und Badedauer sowie die anschließend unverzichtbare Ganzkörperpflege mit einem guten Körperöl.

Im allgemeinen werden sanfte Massagen während der etwa 20 Minuten Ruhezeit, die jedem Bad folgen sollte, als angenehm empfunden. Um die Haut zu schonen, ist es sinnvoll, ein Massageöl einzureiben, das rasch einzieht und die Haut spürbar weicher werden läßt. Sind dem Massageöl Kräuter beigemischt, steigert es die Durchblutung und löst Verspannungen einzelner Muskelpartien.

Bitte beachten Sie, daß Massagen nur sinnvoll sein können, wenn sie regelmäßig oder doch über einen Zeitraum von mehreren Wochen hinweg angewandt werden. Nicht die Kraft entscheidet, die zum Durchkneten der Muskeln eingesetzt wird, sondern die Regelmäßigkeit der Anwendung. Vertrauen Sie daher auf eine sanfte, schmerzfreie Massage. Der Muskelkater, von dem Sie so oft mit Schrecken gehört haben, kommt bestimmt.

So erkennen Sie Ihren Hauttyp

Jeder Mensch ist ein Einzelexemplar. Dennoch lassen sich bestimmte Typusklassifizierungen vornehmen. Für die Haut bedeutet dies eine Einteilung in fünf große Kategorien.

Die Kosmetikindustrie sorgt mit ihren Werbeprospekten für eine breite Information über Hautansprüche, abgestimmt auf Erscheinungsbild und Alter, so daß in der Regel bekannt sein dürfte, zu welchem Hauttyp man selbst gehört.

Wir wollen hier nur kurz auf die Hauptgesichtspunkte der Grundtypen eingehen.

Normale Haut

Die meisten jungen Menschen bis zum 16. Lebensjahr haben eine straffe, gut durchblutete, weder glänzende noch spannende, sich weich anfühlende Haut. Eine sogenannte normale Haut also. Zwischen dem 13. und 20. Lebensjahr, dem Zeitraum der Pubertät, scheidet die Haut besonders viel Talg aus, es zeigen sich Pickel, Mitesser und ähnliche Hautunreinheiten. Mit zunehmendem Alter, gravierend ab etwa Mitte 30, läßt die Talgabsonderung deutlich nach. Gleichzeitig mit der sinkenden Talgproduktion nimmt die Fähigkeit ab, Wasser zu speichern. Auch die Zellerneuerung in der Keimschicht verlangsamt sich rapide. Auslöser dafür sind Verschiebungen im Hormonhaushalt, die mit zunehmendem Alter immer deutlicher spürbar werden. Die Folgen sind klar: Fältchen und Faltenbildung treten verstärkt auf, die Haut verliert an Schmelz und Zartheit, wird trockener, matter, schlaffer. Eine intensive, regelmäßige Pflege kann, wenn nicht Abhilfe, so doch Besserung bewirken.

Fette Haut

Im Regelfall tritt fette Haut in der Jugend auf. Ihr Erscheinungsbild wird durch große Poren und eine stets leicht fettglänzende Oberfläche bestimmt. Ursache dieser meist als unangenehm empfundenen Hautvariante ist eine überstarke Talgproduktion der Talgdrüsen sowie eine gesteigerte Keratinbildung. Beides gemeinsam führt zu verstopften Hautporen, die sich in dem Bemühen um ihre Atmungsaufgabe entzünden, Pustel, Pickel, eitrige Abszesse bilden oder auch die gefürchtete Akneerkrankung hervorrufen. Linderung verschaffen milde Reinigungsmittel, die das überschüssige Fett entfernen und die Talgproduktion mindern.

Ein Trost für alle, die heute an ihrer fetten Haut leiden, ist die Freude von morgen über eine weit geringere Faltenbildung als bei jedem anderen Hauttyp.

Trockene Haut

Sie entsteht aus einer Schwäche, Hautfett und -feuchtigkeit in ausreichendem Maße zu bilden. Der natürliche Hautschutzfilm enthält daher weniger Fett, als notwendig ist, um Feuchtigkeit in die Hautoberfläche einzubinden. Gleichzeitig kann der zu dünne Hautschutzfilm die Verdunstung der Hautfeuchtigkeit nur unzureichend verhindern.

Die Haut wirkt meist glanzlos und grau. Ihre besondere Feinporigkeit begünstigt eine dauerhafte Schuppenbildung sowie vorzeitig sichtbare Falten und Fältchen.

Die meisten Menschen zwischen 30 und 40 Jahren haben aufgrund hormoneller Veränderungen bereits eine zu trockene Haut. Eine Pflege mit feuchtigkeitshaltigen und rückfettenden Substanzen ist dringend angeraten, entfaltet auch in den meisten Fällen eine spürbare Wirkung.

Empfindliche Haut

Meist gehen trockene und empfindliche Haut gemeinsam einher. Ihr äußeres Erscheinungsbild ist nahezu identisch, unterscheidet sich im Grunde durch oft heftige Rötungen, die auf empfindlicher Haut brennen, jucken und Berührungsschmerz hervorrufen. In unserer heute stark von Umweltproblemen belasteten Welt haben erschreckend viele junge Menschen mit der eher altersspezifischen trocken-empfindlichen Haut und einer ständig wachsenden Vielfalt von Allergien zu kämpfen.

Keinesfalls soll hier das Reizthema „Empfindlichkeit und Allergie“ bagatellisiert werden, doch gegen die massive Werbung der Kosmetikbranche für Mittel gegen Problemhaut erheben sich einige Bedenken. Eine empfindliche Haut kann durchaus ein vorübergehender Zustand sein, der in Wahrheit durch eine seelische Streßsituation ausgelöst wurde und dem mit Kosmetika nicht beizukommen ist. Ehe man der eigenen Haut die Chance vorenthält, ihren aktuellen Zustand wieder zu normalisieren, sollte man den eigentlichen Veränderungsursachen nachforschen.

In einigen Fällen kann auch eine falsche Waschgewohnheit Probleme erzeugen. Körperkultur, Hygiene und Pflege sind aus unserem täglichen Programm nicht mehr wegzudenken. Die Vorstellung, daß es immer noch Menschen gibt, die sich nur einmal wöchentlich duschen oder baden, erzeugt fast schon eine Gänsehaut. Und doch: Zuviel ist ungesund.

Wasser allein schadet nicht. Es sind die Zusatzmittel, die unserer Haut an die Substanz gehen. Und hier vor allem unsere geliebte Seife.

Das Hauptproblem beim Waschen liegt im Entfettungsprozeß unserer Haut. Fett ist ihr Schutzfilm, der das Eindringen von Krankheitserregern verhindert, sie widerstandsfähiger macht und ihre Elastizität erhält. Handelsübliche Seife, selbst wenn sie nur in der Apotheke käuflich ist oder Qualitätsaufdrucke wie „ärztlich empfohlen“, „klinisch geprüft“ vorweisen kann, enthält Waschsubstanzen, die nachweislich Allergien,

Ekzeme und ähnliche Hautausschläge begünstigen. Vor allem empfindliche, trockene Haut kann hier stark leiden. Eine Neuorientierung an extrem hautmilden Waschprodukten, wie sie beispielsweise in Eiweiß- oder Glyzerinkomponenten und einem aus der Zuckerrübe gewonnenen Stoff namens Betain gewährleistet sind, würde entzündliche Hautprozesse jeder Art ausschließen. Ein Versuch, Seifen dieser Zusammensetzung selbst herzustellen, lohnt sich.

Als Lektüre zu diesem Thema empfehlenswert ist besonders das Buch: „Cremes und sanfte Seifen“ von Jean Pütz und Christine Niklas. Die darin aufgeführten Rezepturen zeichnen sich durch besondere Hautverträglichkeit aus.

Der Versuch, Seifen aus Naturstoffen herzustellen, kann unter Umständen recht gefährlich werden. Als eines der unverzichtbaren Ausgangsprodukte müßte Ätznatron verwendet werden. Dies ist eine pulvrige, alkalische Substanz, die unverdünnt extrem scharf und hautreizend wirkt. Davon abgesehen ist äußerste Vorsicht bei der Aufbereitung geboten, da schon geringe Spritzer auf Haut, Gesicht oder Auge Verätzungen hervorrufen. Ich habe aus diesem Grunde darauf verzichtet, komplette Seifenrezepturen vorzustellen. Um Ihnen dennoch einige Anregungen bieten zu können, habe ich Gels und Seifen auf der Basis käuflicher Glycerin-, Latschenkiefern- bzw. Olivenölseife aufgebaut. Die Zugabe von Parfümöl Ihrer Wahl kann eine dieser Seifen rasch zu Ihrem Lieblingsstück machen.

Mischhaut

Man spricht von Mischhaut, wenn die Gesichtshaut aus unterschiedlichen Zonen in der Form eines „T“ besteht. Stirn, Nase und Kinn sind dabei die Balken des „T“ und weisen besonders fette Haut auf. Der Rest, also Wangen- und Augenpartie, Mund- und Halsbereich, kennzeichnet sich durch trockene Haut.

Obwohl die fettige Haut sorgfältigster Reinigung und die trockene einer intensiven Creme bedarf, ist es nicht unbedingt erforderlich, zwei unterschiedliche Pflegeprodukte zu benutzen.

Natürliche Pflegemittel gleichen die Talgproduktion der beiden Hauttypen einander an und sorgen auf diese Weise für eine Abmilderung der Problemzonen.

Möchten Sie prüfen, ob Sie tatsächlich eine Mischhaut haben, drücken Sie sehr sanft ein reines Löschblatt über Ihr Gesicht. Sobald Sie es wieder abgelöst haben, erkennen Sie die T-Spur an ihren Fettupfern.

Akne-Haut

Akne ist eine der am weitesten verbreiteten Hautkrankheiten und gehört stets in die Behandlung eines erfahrenen Hautarztes, eventuell auch in die eines kosmetischen Hautspezialisten. Jedes selbst angefertigte Hautpflegemittel muß mit dem Hautarzt besprochen werden. Die verwendeten Substanzen wirken auf unterschiedlicher Haut unterschiedlich. Es gibt kein Patentrezept, das jedem Anspruch gerecht wird.

Meine Pflegemittel können eine Akne, die sich in einer hormonell ausgelösten Überaktivität der Talgdrüsen zeigt, also Pickel und Mitesser, eitrige Poren, Hautnarben hervorruft, nicht heilen! Sie können mildernd wirken, reinigend, vorbeugend, mehr nicht. Hoffnung für Akne-Kranke verspricht eine biologische Schälkur, die von einer Schweizer Kosmetologin, Doris Dinginger aus Raßreuth bei Passau, entwickelt wurde. Narbige, pustelige, fleckige, faltige Haut soll mit Doris Dingingers selbst entwickelter Kräuterpaste abgeschliffen und sichtbar erneuert werden. Diese Behandlung macht einen mehrtägigen Aufenthalt in „La Clematis“, der Kurklinik Doris Dingingers, erforderlich und muß oft über längere Jahre hinweg fortgesetzt werden.

Was Sie bei der Zubereitung von Naturkosmetik beachten müssen

Geräte und Gefäße

Wenn Sie natürliche Kosmetikprodukte selbst herstellen wollen, brauchen Sie eine Reihe von Gerätschaften dazu. Aber keine Angst vor teuren Investitionen – die meisten davon finden sich in jedem Haushalt:

- Cremetöpfchen aus Kunststoff, Glas, Porzellan, Keramik mit einem Fassungsvermögen von mindestens 50 ml
- Eine Feinwaage, eventuell Brief- oder Federwaage, zum Abmessen kleiner fester Mengen
- Flaschen aus braunem, grünem, weißem oder bemaltem Glas mit einem Fassungsvermögen von 100 ml bis 500 ml. Sie sollten fest verschließbar sein, da sie vornehmlich zur Aufbewahrung von Badezusätzen benötigt werden
- Flaschen aus Kunststoff mit einem Spritzverschluß, Fassungsvermögen zwischen 100 ml und 500 ml
- Gläser mit Schraubverschluß oder Weithalsflaschen mit einem Fassungsvermögen zwischen 100 und 500 ml. Sie dienen in erster Linie zur Aufbewahrung von Badezusätzen
- Ein elektrisches Handrührgerät mit Quirl. Falls Sie ein solches Gerät bereits besitzen, sollten Sie einen zweiten Quirl beschaffen, der ausschließlich zur Herstellung von Naturkosmetik benutzt wird

- Zwei Meßbecher mit einem Fassungsvermögen von 30 ml und 500 ml. Sie können aus beliebigem Material hergestellt sein

- Mörser beliebigen Durchmessers aus Keramik oder Metall, eventuell auch aus Stein

- Plastikspritzen ohne Nadeln zum Abmessen kleinster Mengen

- Porzellanschüsseln mit einem Durchmesser zwischen 20 und 40 cm zum Mischen von Badezusätzen oder Ansetzen von Aufgüssen

- Rührbecher aus Kunststoff (Polyäthylen oder Polypropylen) mit einer Höhe von mindestens 15 cm. Sie werden zum Schmelzen von Zutaten im Wasserbad benötigt. Benutzen Sie bitte keine Joghurtbecher oder ähnliche dünnwandige Kunststoffgefäße. Sie sind selten hitzefest und könnten möglicherweise chemische Substanzen an Ihr Hautpflegemittel abgeben

- Rührlöffel aus Kunststoff, am sinnvollsten mit Loch

- Ein Schneebesen, zugehörig zum Handrührgerät. Zusätzlich auch mindestens ein Schneebesen zum Handbetrieb

- Teelöffel aus Kunststoff oder Metall, aber keinesfalls Silber

- Ein langes Thermometer aus Glas. Es dient zum exakten Bestimmen der Temperaturen speziell im Wasserbad und zum Kaltrühren von Pflegemitteln

Kleine Zutatenkunde

Alle natürlichen Ausgangsprodukte erhalten Sie in beliebiger Menge in Apotheken und Reformhäusern. Nur dort ist die für unsere Präparate notwendige Reinheit gewährleistet.

Pflanzenwirkstoffe können Sie Ihrer eigenen Zucht entnehmen, sofern Sie einen Garten oder einen Balkon haben.

Alaun

Kaliumaluminiumsulfat entstammt dem Mineral gleichen Namens und ist als weißes, wasserlösliches Pulver im Handel. Es wirkt blutstillend und adstringierend (zusammenziehend). Alaun ist nicht in Alkohol löslich und muß stets in Wasser gelöst werden.

Algenextrakt

Er entfaltet eine heilende Wirkung. Der braune Extrakt aus Braun- und Grünalge hilft bei Akne.

Alkohol

Er wirkt antiseptisch (entzündungshemmend) und entfettend. Er kräftigt die Haut und klärt ihre Oberfläche.

Allantoin

Allantoin ist ein Produkt aus dem Eiweißstoffwechsel von z. B. Beinwell, Schwarzwurzel, Getreidekeimen. Es sorgt für eine raschere Zellerneuerung und strafft die Haut.

Aloe vera

Ihr kostbares Gel wird aus dem Blattinneren der in tropischen Gegenden beheimateten Pflanze gewonnen. Es wirkt feuchtigkeitsspendend, adstringierend, heilend, schmerzlindernd, beruhigend, abschwellend, regenerierend, schützend und pflegend.

Apfel

Seine Wirkstoffe, Vitamine und Pektine, gelten seit der Antike als Schönheitsmittel. Müde und trockene Haut beruhigt und erfrischt er gleichermaßen.

Aprikose

Frische wie auch getrocknete Aprikosen, die Sie ganzjährig kaufen können, enthalten besonders hohe Anteile des die Haut verschönernden Vitamins A. Aber auch die Vitamine B 1 und B 2, B 5 und C sowie Fruchtzucker, Mineralsalze und zahlrei che Spurenelemente machen die Aprikose für die Kosmetik attraktiv.Aus dem weichen Kern der Aprikose läßt sich ein vortreffliches Öl herstellen, das in Gesichtsmasken und Körperölen eingesetzt wird. Darüber hinaus eignet es sich pur zur Behandlung von Dehnungsstreifen und wirkt der Faltenbildung entgegen. Frisch gepreßter Aprikosensaft läßt sich zu einem ausgezeichneten Gesichtswasser verarbeiten.

Arnika

Arnika wirkt erfrischend und belebend. Sie fördert die Hautdurchblutung und spendet trockener Haut Feuchtigkeit. Ihre entzündungshemmende Wirkung ist seit der Antike bekannt.

Ätherische Öle

Sie werden durch Wasserdampfdestillation aus Blüten, Blättern und Kräutern gewonnen (z.B. Thymian, Rosmarin, Lavendel, Ringelblume). Um 1 l Öl zu gewinnen, benötigt man bis zu 1000 kg Pflanzenteile. So erklärt sich der hohe Preis. Die meisten ätherischen Öle wirken keim- und bakterienhemmend. Daher verwendet man sie gern als Konservierungsmittel. In starker Dosierung angewandt, rufen ätherische Öle Hautreizungen hervor. Bei korrekter Anwendung lindern sie Reizzustände der Haut, wirken klärend und glättend.

Augentrost

Augentrost ist sehr hautverträglich und heilend. Die Verwendung der Pflanze zur Pflege der Augen gab ihr den Namen.

Avocado

Sie ist eine birnenförmige Tropenfrucht, die den europäischen Markt erobert hat. Die stark fetthaltige, grün bis braun gefärbte „Birne“ kann das natürliche Hautfett ersetzen. Die Verwendung reicht von Pflegemitteln für trockene, schuppige, faltenreiche Haut bis zu beruhigenden, Rötungen abschwächenden Maskenaufstrichen. Der hohe Anteil von Vitaminen B, E und Provitamin A verbessert den Allgemeinzustand der Haut.

Azulen

Azulen wird hauptsächlich aus Kamillenöl gewonnen. Seiner schönen blauen Farbe wegen eignet es sich gut als natürlicher Farbstoff. Da Azuleen hautverträglich und entzündungshemmend ist, wird es auch von empfindlicher Haut vertragen.

Banane

Sie ist reich an Vitamin A und Kalium. Ihre weiche, cremige Beschaffenheit sowie ihre zart fettende Wirkungsweise macht sie besonders für Gesichtsmasken geeignet.

Bergamotte

Bergamotte-Bäume (auch Bergamott) gedeihen nur in den süditalienischen Provinzen Kalabrien und Reggio. Sie tragen stark nach Orangen duftende Früchte, deren Öl als exotischer Duftstoff sehr beliebt ist.

Bienenwachs

Es wird aus gereinigten Bienenwaben hergestellt, die ungebleicht und gebleicht verkauft werden. Man erhält es geperlt und in 50 g-Scheiben geschnitten. Der Schmelzpunkt von Bienenwachs liegt bei etwa 65 °C. Da es sich leicht emulgieren läßt, ist es Bestandteil zahlreicher Cremes.

Bierhefe

Sie enthält viele B-Vitamine. Sie ist sowohl zur innerlichen wie äußerlichen Anwendung zu empfehlen. Man mischt sie in pulvriger Form den Pflegemitteln bei. Besonders wertvoll ist sie in der Akne-Behandlung.

Birnen

Sie entschlacken und entwässern den ganzen Körper. Sie eignen sich hervorragend in Masken und Lotionen.

Bioschwefel

Bioschwefel normalisiert die natürliche Talgdrüsenfunktion bei stark fettender Kopfhaut.

Birke

Sie findet in der Form von Auszügen aus dem Blatt gern Verwendung als Haarwasser. Ihre reinigende und erneuernde Wirkung belebt die Kopfhaut.

Borax

Borax ist ein Mineral, dessen weißes, wasserlösliches Pulver die emulgierende Wirkung von Bienenwachs fördert.

Brennessel

Sie wirkt wassertreibend und blutreinigend. Vor allem in der Haarkosmetik werden ihre Essenzen breit genutzt.

Brombeeren

Sie zaubern Farben in wintermatte Haut. Ein Aufguß aus Brombeerblättern diente schon meiner Großmutter als wirksames Mittel gegen rheumatische Beschwerden sowie als mildes, adstringierendes Gesichtswasser.

Buchsbaum

Dieser früher häufig zur Zierde angepflanzte Baum wächst heute meist nur noch auf Friedhöfen oder in Parkanlagen. Seine zunächst anregende, später stark beruhigende Wirkung wird in der Naturkosmetik gern genutzt. Achtung! Die Blätter sind hochgiftig. Sie eignen sich nicht zum Verzehr.

Calendula

Die Ringelblume verschönte die Hausgartenflächen meiner Mutter. Seit der Antike als Heilpflanze geschätzt, gilt sie bis heute für die empfindliche, trockene Haut als Jungbrunnen. Auszüge und Mazerate aus frischen oder getrockneten Blüten glätten trockene, rauhe und schuppige Haut.

Efeu

Er hat eine außerordentlich antibakterielle Wirkung. Besonders gegen fettende Gesichts- und Kopfhaut läßt sich ein Auszug aus getrockneten Blättern einsetzen.

Eibisch

Aus seinen Wurzeln wird ein wertvoller Schleimstoff gewonnen, der stark reizlindernd wirkt. Unreine Haut und Akne-Pusteln entwickeln sich durch eine Eibisch-Behandlung zurück.

Eichenrinde

Sie wird aus den abgeschälten Rinden junger Triebe gewonnen, die noch keine Borke angesetzt haben. Dank ihres hohen Gerbstoffgehalts sowie ihrer adstringierenden Wirkweise gehört die Eichenrinde zu den bekanntesten und am häufigsten angewandten Präparaten der Naturkosmetik.

Eier

Die meisten Nährstoffe (Protein, Eisen, Vitamine) sind im Eidotter enthalten. Diese eignen sich daher bestens zur Herstellung von Feuchtigkeitscremes und -lotionen, die auf trockener Haut ihre schönste Wirkung entfalten. Eiweiß, dessen adstringierende Wirkung recht intensiv ist, sollte nur einmal wöchentlich angewandt werden. Es wird Gesichtsmasken und Cremes zugesetzt. Das ganze Ei verwenden wir als Beigabe zu Haarkosmetika. Es stärkt sowohl das einzelne Haar als auch die strapazierte Kopfhaut. Besonders angegriffenes Haar zeigt sich nach einer gewissen regelmäßigen Anwendungszeit in neuem Glanz.

Enzian

Enzian hat eine hervorragende entzündungshemmende sowie den Blutkreislauf anregende Wirkung.

Essig

Er ist für die Naturkosmetik nur als Obstessig bedeutsam. Seine Wirkstoffe helfen gegen mattes Haar und verfeinern große, erweiterte Poren.

Eukalyptus

Seine stark antiseptische Wirkung zeigt sich in Badezusätzen und Gesichtslotionen besonders günstig.

Fenchel

Sein spezifischer Wirkstoff ist ein süßlich, anisähnlich duftendes ätherisches Öl, dessen beruhigende Eigenschaften für zahlreiche Rezepturen unerläßlich sind.

Gänseblümchen

Frisch oder getrocknet werden sie zu Auszügen und Mazeraten verarbeitet. Diese lassen sich Pflegemitteln gegen fette Haut beimischen. Sie normalisieren deren Talgdrüsenproduktion.

Gelatine

Gelatine ist eine Leimart, die für Speisen und Heilmittel verwendet und aus dem in Knochen und Häuten enthaltenen Gerüsteiweißstoff Kollagen gewonnen wird. In der Naturkosmetik dient sie uns zur Eindickung z.B. von Kräuterauszügen.

Geraniumöl

Dieses Öl stammt aus den Blüten der Pelargonien. Wegen seiner schönen, blumigen Duftnote ist es als Parfümöl beliebt.

Glyzerin

Glyzerin fällt als Nebenprodukt bei der industriellen Seifenherstellung an. Glyzerin ist eine klare, farb- und geschmacklose Flüssigkeit mit keimtötender Wirkung. Sie ist in Apotheken erhältlich. Bei uns findet sie hauptsächlich Verwendung in Haar- und Handcremes, Haarpflegemitteln und Flüssigseifen.

Gurke

Gurke ist das Pflegemittel für empfindliche Haut. Sie wirkt straffend und feuchtigkeitsspendend, reinigend und klärend. Gleichzeitig ist sie für ihre bleichende Wirkung bekannt. Masken, frisch nach der Zubereitung angewendet, entfalten ihren sanften Einfluß am besten.

Hafer

Er ist sehr hautverträglich und enthält vor allem pflegende wie straffende Wirkstoffe. Gemahlen läßt er sich zusammen mit Pflanzenölen zu Masken und Peelings verarbeiten. Erleichtert wird dies durch die im Hafer natürlich enthaltenen Emulgatoren. Falls Sie über keine Getreidemühle verfügen, können Sie Ihren Hafer jederzeit in guten Reformhäusern oder Bio-Läden mahlen lassen.

Hamamelis

Die „Virginische Zaubernuß" stammt aus Nordamerika, wo sie durch ihre gewebefestigenden und wundenzusammenziehenden Eigenschaften bekannt wurde. Wir setzen sie gern Cremes, Gesichts- und Rasierwasser zu. Ideal für Akne-Haut!

Henna

Henna ist ein ungewöhnlich mildes Haarpflege- und -färbemittel. Es macht das Haar glatt, weich, glänzend und leichter frisierbar. Der Färbeeffekt besteht in einem warmen, dunklen Rotton, der im Licht heller wirkt.

Himbeere

Die köstlich-frische Sommerfrucht wird als Basis von Hautmasken und Gesichtswasser eingesetzt, deren kühlende, beruhigende Wirkung lange anhält.

Holunder

Er ist eines der beliebtesten Naturheilmittel und daher auch für die Naturkosmetik bestens geeignet. Seine Wirkung bei Hautunreinheiten ist unübertroffen.

Honig

Honig ist seit der Antike als Hausmittel berühmt. Er ist sehr hautverträglich und enthält eine Vielzahl glättender, geschmeidig machender Wirkstoffe. Jedes Honigpräparat sollte rasch aufgebraucht werden, da die Haltbarkeitsdauer relativ kurz ist. Verwenden Sie bitte nur naturreinen Honig!

Hopfen

Hopfen strafft müde Haut und wirkt der Fältchenbildung entgegen. Er wird auch seiner beruhigenden Wirkung wegen geschätzt. Seine häufigste Verwendung findet er in Masken und Gesichtswasser, daneben auch in Nachtcremes.

Huflattich

Er wird gern als Pflegemittel für fette, großporige Haut sowie in der entzündlichen Aknephase eingesetzt. Seine antiseptische Wirkung verbindet sich mit schützenden Eigenschaften.

Jasmin

Jasmin kommt in unseren Rezepten ausschließlich als Parfümöl vor. Sein starker Duft erlaubt eine sparsame Dosierung.

Johanniskraut

Johanniskraut enthält einen hohen Anteil an Pektinen und ätherischen Ölen. Es wirkt heilend, erfrischend, belebend und zellerneuernd. Aus diesem Grund wird es Cremes, Masken und Pflegepräparaten gegen unreine Haut zugesetzt. Zu beachten bleibt, daß das sowohl aus frischen als auch getrockneten Blüten hergestellte Öl oder Mazerat des Johanniskrauts lichtempfindlich macht. Es sollte daher nur sehr sparsam und nicht vor einem Sonnenbad angewandt werden.

Jojobaöl

Dieses Öl entstammt den Samen einer immergrünen Wüstenpflanze. Die Indianer Nordamerikas schätzen es seit Jahrhunderten als wirksames Pflegemittel. Es steigert die Elastizität der Haut, fördert ihre Widerstandsfähigkeit und hat feuchtigkeitsspendende Eigenschaften. Heute wird es zunehmend als Ersatz für Walrat eingesetzt, da es diesem in seiner chemischen Zusammensetzung erstaunlich ähnelt. Ein Grund mehr also, Wale nicht mehr zu jagen!

Kakaobutter

Dieses hellgelbe, krümelige Wachs entsteht bei der Kakaoherstellung. Da es bei Körpertemperatur schmilzt, lassen sich Cremes oder Reinigungslotionen leicht und gleichmäßig auf der Haut verteilen. Leider hinterläßt sie einen starken Fettschimmer auf der Haut, so daß sie trotz ihrer guten Tiefen- und Schutzwirkung als Nachtcreme-Zusatz sinnvoller verwendet wird denn als Tagespflege.

Kalmus

Kalmus eignet sich vorzüglich als Mittel gegen unreine, trockene, schuppige Haut und zur Linderung von Ekzemen.

Kamille

Kamille ist eines der vielseitigsten Schönheitsmittel. Ihr natürlicher Gehalt an Azulen, Bisabolol und ätherischen Ölen verleiht ihr eine breit gestreute Wirksamkeit. Mazerate, Auszüge und Öle, die aus getrockneten oder frischen Kamillenblüten hergestellt werden, helfen bei unreiner, trocken-schuppiger Haut sowie bei der Pflege von Akne-Pusteln.

Kampfer

Kampfer wird in meinen Rezepten als körnige, fettglänzende Masse verwendet, die aus dem ätherischen Öl des Kampferbaumes gewonnen wurde. Seine entzündungshemmende und heilende Wirkung entfaltet sich am günstigsten in Pflegemitteln gegen fette, unreine Haut und in der Aknebehandlung. Des etwas stechenden Geruches wegen sollte man Kampfer vorwiegend in der Nachtpflege einsetzen.

Karotten

Sie enthalten in hoher Dosis β-Carotin, eine Vorstufe des Vitamin A. Die belebende, erfrischende und beruhigende Wirkung entfaltet sich am schönsten in Mazeraten aus geraspelten rohen Früchten und Pflanzenölen.

Kartoffel

Sie dient wegen ihrer milden Reinigungskraft zur Herstellung vielseitiger Schönheitsmittel. Als Scheiben auf Gesicht und Augen gelegt, beruhigt sie nervöse Haut und beugt Entzündungen vor. Kartoffelwasser findet in Lotionen Verwendung.

Kieselerde

Sie besteht aus quarzhaltigem Mineral, das der menschliche Organismus in ausreichender Menge benötigt. Als Zusatz zur Naturkosmetik ergänzt sie den Grundbedarf des Körpers.

Klee

Die getrockneten Blütenbällchen des Rotklees eignen sich sehr gut für die Lippenpflege, während der Weißklee eine wirksame Hilfe bei Altersflecken, Sommersprossen oder Schwangerschaftsflecken bietet.

Klette

Das aus den Klettensamen gepreßte, sehr fette Öl wird in meinen Rezepten vornehmlich zur Haar- und Kopfhautpflege verwendet. Eine aus der Wurzel zubereitete Essenz lindert in Cremes und Gesichtswasser Hautentzündungen und Rötungen.

Kokosnuß

Das aus dem weißen Nußfleisch gewonnene Öl hat sehr gute pflegende, glättende und beruhigende Wirkung für jeden Hauttyp. Da es rasch in die Haut einzieht, findet es in der Tagespflege seine beste Verwendung.

Konservierungsstoffe

Alle reinen Naturkosmetika sind schnell verderblich. Ranzige Fette z.B. schaden der Haut auf vielfältige Weise. Man sollte es sich daher zur Gewohnheit machen, stets nur kleine, rasch verbrauchte Kosmetikmengen herzustellen. Grundmengen von ca. 40 g reichen in der Regel für ein bis maximal zwei Pflegewochen aus. Länger sind Kosmetika ohne Konservierungsmittel nicht haltbar! Eine kurzfristige Verlängerung der Haltbarkeitsdauer erreichen Sie durch besondere Sorgfalt in der Hygiene. Das heißt, ein sauberer Spatel oder Plastiklöffel ist besser als ein Finger. Aufbewahrung Ihrer Pflegeprodukte im Kühlschrank, in fest verschließbaren Gefäßen sowie das sorgfältige Vermerken des Herstellungsdatums auf der Verpackung sind weitere Faktoren für den optimalen Schutz Ihrer Haut. Möchten Sie Ihre Naturkosmetik leicht konservieren, empfehlen wir Ihnen, statt destillierten Wassers sogenanntes Konservierungswasser – Aqua conservans – zu verwenden, das Sie in Ihrer Apotheke kaufen können. Auch Alkoholbeigaben oder Essig wirken konservierend, jedoch ist ihre Einsatzbreite stark eingeschränkt.

Kornblume

Aus den Blüten, frisch oder getrocknet, wird ein schöner blauer Farbstoff gewonnen. In Haar- und Gesichtswasser oder für zarte Cremes verwendet, verleiht er Haar und Haut einen sanften, klaren Schimmer.

Kreuzkraut

Es eignet sich wegen seiner milden, heilenden Wirkung besonders gut zur Augenpflege. Aber auch zur Wundabheilung rissiger Hände oder Lippen wird es in Cremes, Lotionen und Pomaden eingearbeitet.

Lanolin

Lanolin ist ein Fett, das aus Schafwolle gewonnen wird. Daher auch der Name Wollwachs. In der Naturkosmetik wird es vielseitig eingesetzt. Zu bedenken bleibt, daß Schafwolle mit Insektiziden behandelt wird, um Ungezieferbefall vorzubeugen oder diesen zu behandeln. Bei der Gewinnung des Lanolin könnte es daher leicht zu Rückständen kommen, die am menschlichen Körper Allergien auslösen.

Latschenkiefer

Aus Nadeln, Zweigspitzen und Ästen der Latschenkiefer wird ein farbloses, preiswertes, stark duftendes ätherisches Öl gewonnen.
Meinen Rezepten wird es hauptsächlich für Wasch- und Badeflüssigkeiten zugesetzt.

Lavendel

Lavendel ist als traditionelles, zartes Duftmittel bekannt. Auszüge oder Mazerate aus frischen oder getrockneten Blüten eignen sich bestens als Beigabe zu Badeflüssigkeiten. Wegen ihrer stark gerbstoffhaltigen antiseptischen Wirkung setzen wir sie jedoch sehr gern zur Pflege fetter, unreiner Haut ein.

Linde

Auszüge aus getrockneten Lindenblüten wirken sanft poren- und gefäßverengend. Sie sind daher Bestandteil von Cremes und Pflegemitteln für trockene, empfindlich gerötete Haut.

Löwenzahn

Schon in der Antike kannten arabische Ärzte die harntreibende Wirkung des Löwenzahns, dessen gezackte Blätter an die Zähne eines Löwen erinnern. Wegen seiner erfrischenden, anregenden Wirkung wird er in Reinigungs- und Feuchtigkeitsmilch, Gesichtsmasken und Haarpflegemitteln verwendet. Ein kleines Bonbon für alle, die gern ein paar Pfunde verlieren möchten: Badezusätze mit Löwenzahn helfen Ihnen dabei.

Lorbeer

Frische und getrocknete Lorbeerblätter als Basis von Mazeraten, die Cremes, Badeflüssigkeiten und Lotionen beigefügt werden, machen Ihre Haut rosig, weich und duftend.

Mais

Aus den Maiskeimen wird ein mildes, für jeden Hauttyp gut verträgliches Öl gepreßt. Es wird wegen seiner pflegenden und glättenden Wirkung in Cremes und Masken verwendet.

Majoran

Er entspannt in Badezusätzen die Muskeln und stärkt die Haut. Gemeinsam mit Rosenessenzen verfeinert er Duft- und Gesichtswasser.

Malve

Die Malve wird als Schleimdroge bezeichnet, da ihr Hauptwirkstoff Pflanzenschleim ist. Seine lindernde Wirkung bei Entzündungen z.B. im Rachenraum wird auch in der Naturkosmetik gern genutzt.

Mandel

Die Mandel dient als Basis vielfältiger Pflegemittel. Mandelkleie ist ein körniger Rückstand, der bei der Gewinnung von Mandelöl anfällt. Sie wird als natürliches Schleifmittel eingesetzt und von jedem Hauttyp vertragen. Mandelöl wird aus den Früchten des süßen Mandelbaums kalt gepreßt. Da es einen mittleren Fettwert enthält, kann es zur Pflege fettender Haut angewandt werden.

Melisse

Aus frischen oder getrockneten Blättern wird ein leicht nach Zitrone duftender Auszug hergestellt, dessen beruhigende und sanft klärende Wirkung vielseitig nutzbar ist. Zusätzlich läßt sich ein ätherisches Öl erzeugen, das, wasserklar und lieblich duftend, sowohl Cremes als auch Gesichtswasser und Badezusätze verfeinert.

Melone

Wegen ihres reichen Gehalts an Vitamin B und C eignet sich die Melone sehr gut zur Herstellung von Masken, Reinigungs- und Feuchtigkeitslotionen.

Milch

Milch ist ein relativ preiswertes, das ganze Jahr hindurch verfügbares Schönheitsmittel. Ihr Reichtum an Protein, Kalzium und Vitaminen macht sie zu einem wertvollen Pflegeprodukt für jeden Hauttyp. Kuhmilch wird von der Haut gut aufgenommen, die auf intensive Anwendung mit zarterem, frischerem, faltenfreierem Aussehen reagiert. Milchsäure, die bei der Gärung milchzuckerhaltiger Produkte entsteht, kann in starker Konzentration die Haut angreifen. Eine genaue Beachtung der Rezepturen ist daher geboten.

Natron

Natron entsteht in einem chemischen Prozeß bei der Erstellung industrieller Seifen. Aus der Verbindung einer Fettsäure mit Natronlauge bildet sich ein Salz mit dem Namen „Seife“.

Nelken (Nelkenwurz)

Nelken enthalten ätherisches Öl, Gerb- und Bitterstoffe, die Wurzelstock und Kraut liefern. Ihre kräftigende, adstringierende Wirkung entfaltet sich optimal in Präparaten zur Pflege unreiner, empfindlicher Haut sowie zur Mund- und Zahnpflege.

Nuß

Das aus den verschiedenen Nußarten gewonnene Öl hat eine intensive braune Färbung, was es für natürliche Sonnenschutzpräparate geeignet macht. Allerdings ist die Wirkung dieser Mittel nicht mit den Trägern chemischer Substanzen vergleichbar.

Obstessig

Er wird in meinen Rezepten aus Apfelmost hergestellt. Er dient hauptsächlich als Zugabe in Haarspülungen, um den beim Waschen mit hartem Wasser im Haar haftenden Kalk auszulösen. Das Haar läßt sich leichter frisieren und wird schön glänzend.

Olive

Das aus den stark ölhaltigen Früchten des immergrünen Olivenbaums gewonnene Öl ist eines der besten aller Naturöle und schützt gegen schädliche Sonnenstrahlen. Daher eignet es sich ungewöhnlich gut zur Herstellung von Sonnenschutzmitteln. Darüber hinaus dient es als Basis für Pflegesubstanzen gegen trockene Haut sowie in der Mani- und Pediküre.

Orange

Schale (am besten ungespritzt oder sehr sorgfältig unter fließend warmem Wasser gereinigt) und Frucht eignen sich wegen ihres hohen Vitamingehalts (A, B und C) und vieler anderer Wirkstoffe sehr gut zur Herstellung zahlreicher Pflegeprodukte. Auch das hautverträgliche gelbe Orangenöl, das in der Saftverarbeitung in großen Mengen entsteht, dient wegen seines frischen, belebenden Duftes als Komponente beliebter Cremes, Badeprodukte und Reinigungsmittel.

Pampelmuse (Grapefruit)

Sie wird in der Naturkosmetik zu Unrecht nur selten angewandt. Ihre erfrischende, kühlende Wirkung entfaltet sich besonders angenehm in Badezusätzen, Gesichtsmasken und Waschcremes.

Pfefferminze

Das durch Destillation aus den Blättern der frischen Pflanze gewonnene Öl wird bei der Herstellung zahlreicher Kosmetika verwendet. Seine antiseptische, belebende Wirkung wird sehr geschätzt. Namentlich bei der Behandlung unreiner Haut und Akne entfaltet das in Form von Aufguß, Auszug und Öl verarbeitete Pflänzchen seine Nützlichkeit.

Pfirsich

Er wird wegen seiner belebenden und beruhigenden Eigenschaften gern verwendet. Das in größeren Apotheken und/oder Reformhäusern erhältliche Pfirsichöl ist farblos und entwickelt einen lieblichen Duft. Schönheitspräparate mit Honig und Pfirsich pflegen Ihre Haut fühlbar weich und schenken ihr neue Frische und Spannkraft.

Rizinus

Rizinus ist uns meist nur als Spender eines stark und rasch abführenden Öls bekannt. Dieses zähe, Fäden ziehende, klare Öl eignet sich jedoch trefflich zur Zubereitung wirksamer Pflegemittel gegen trockene, schuppige Haut. Es stärkt Fingernägel nebst Kuppen, verhindert zuverlässig das Austrocknen der Haut und schützt gegen Seeluft und Sonnenlicht.

Rosenblütenblätter

Sie dienen als Ausgangsprodukt für die Gewinnung von Rosenöl und Rosenwasser. Beides ist sehr teuer. Setzt man einen Aufguß an, kann man die entstandene Teegabe als Grundlage von Gesichtswasser und Haarspülungen verwenden.

Rosenwasser

Rosenwasser wird aus den duftenden Blütenblättern hergestellt, indem man ihnen durch eine Wasserdampfdestillation ihre Wirkstoffe entzieht. Wir benutzen es hauptsächlich als außerordentlich wirksames Mundwasser sowie als Schutz für rauhe, aufgesprungene Haut.

Rosenöl

Rosenöl ist in Rosenblüten nur in winzigen Mengen vorhanden und entsprechend teuer. Es ist sehr hautverträglich und wirkt hautglättend. Einige Tropfen genügen, um aus schlichten Pflegemitteln duftende Kostbarkeiten zu zaubern.

Rosmarin

Er hat eine stärkende, durchblutungsfördernde, anregende und klärende Wirkung. Ein Mazerat aus Rosmarinblättern, die frisch oder getrocknet verbraucht werden können, wird Massageölen und Badezusätzen untergemischt. Das ätherische Öl aus dem Rosmarinstrauch ist eine wasserklare Flüssigkeit, deren starker Duft anregend auf die Geruchsnerven wirkt. Da Rosmarinöl hautklärende Substanzen enthält, eignet es sich sehr gut als Beigabe in Cremes gegen fettende Haut.

Roßkastanie

Roßkastanienextrakt kann in Apotheken und guten Reformhäusern gekauft werden. Er wirkt gegen geplatzte Äderchen (Couperose). Wegen seiner desinfizierenden und durchblutungsfördernden Eigenschaften findet er in Haar- und Badekosmetika Verwendung.

Sahne

Sie enthält große Mengen an Protein und wird von jedem Hauttyp leicht aufgenommen. Je höher der Fettgehalt, umso intensiver die Wirksamkeit für unsere Haut. Daher sollte in der Naturkosmetik vor allem „Crème double“ oder „extra fette Sahne“ eingesetzt werden. Mindestens einmal wöchentlich ist es für die Haut ab 35 oder bei besonders trockener Beschaffenheit sinnvoll, eine Sahne-Maske aufzutragen. Bitte verwenden Sie Ihr Präparat unmittelbar nach der Zubereitung, da abgestandene Sahne eher schädlich wirkt.

Salbei

Salbei bietet uns ein desinfizierendes, entzündungshemmendes, stark beruhigendes Öl, das sowohl von fetter als auch von problematischer Haut gut angenommen wird. Besonders wirksam zeigt es sich als Beigabe zu Gurgelmitteln, Zahnpasta, Shampoos und Badeartikeln. Auszüge und Mazerate aus Salbeiblättern haben eine schweißhemmende sowie heilende Wirkung. Dabei verwenden wir sie gern als Zusätze für Fußbäder, desodorierende Flüssigkeiten und Cremes für Akne-Haut.

Salz

Salz benötigen wir in grober Körnung als Beigabe zu Badesalzen für Voll- und Fußbäder.

Sand (Seesand)

Sand dient in seiner feinsten Körnung als Beigabe zu sanften Hautpeelings und Waschpasten. Vor Gebrauch muß er sorgfältig gereinigt und ausgewaschen werden, um Verunreinigungen auszuschließen, die zu Entzündungen führen könnten.

Sandelholz

Sandelholz ist in Pulverform in Apotheken erhältlich. Wir bedienen uns seiner stark färbenden Wirkung in der Haarkosmetik.

Schachtelhalm

Schachtelhalm oder Zinnkraut ist ein idealer Wirkstoff bei großporiger, unreiner Haut. Er wirkt reinigend, entschlackend und straffend, wobei er eine schweißhemmende Aktivität entfaltet. Ein Auszug oder Mazerat aus frischem oder getrocknetem, fein gemahlenem Kraut eignet sich vorzüglich als Zutat zu Rasierwasser, Gesichtswasser, Haarpflegemitteln und Sonnenschutzmitteln.

Schafgarbe

Sie enthält in den weiß-gelben Blüten das Provitamin A. Ihre ätherischen Öle reinigen, stabilisieren und entfetten die Haut, deren erweiterte Poren gleichzeitig zusammengezogen werden. Wegen seiner regenerierenden und beruhigenden Eigenschaften findet das Öl auch in der Haarkosmetik Verwendung.

Schlüsselblume

Ihre Blüten lassen sich sehr gut zu pflegenden, bleichenden, reinigenden und entspannenden Präparaten verarbeiten. Auszüge und Mazerate entfalten ihre Wirkung jedoch meist erst nach einer längeren Anwendungsdauer.

Schweinefett (Schmalz)

Schweinefett erhält man bei einem Schlachter seines Vertrauens. Entweder kann man es in Fettplatten kaufen, die man selbst weiterverarbeiten und ausschmelzen muß, oder als fertiges, zum Verzehr vorbereitetes Schmalz. Wichtig ist, daß dem Schweinefett weder Salz noch Würzstoffe beigemischt wurden. Die Reinheit des Produktes allein garantiert die Hautverträglichkeit.

Schwertlilie

Schwertlilie oder Iris ist für jeden Hauttyp ideal. Ihr intensiv duftendes ätherisches Öl verleiht Cremes und Lotionen sowie Badezusätzen einen frischen, blumigen Duft. Gleichzeitig schenken ihre belebenden, straffenden Substanzen alternder Haut ein verfeinertes Erscheinungsbild.

Seifenkraut

Es hat seinen Namen von seiner Erstverwendung erhalten. Durch Kochen der zerriebenen und zerstoßenen Blätter läßt sich eine mild schäumende Masse herstellen, die ein wirksames Reinigungsmittel darstellt. Auszüge und Mazerat setzen wir bei der Herstellung von Bade- und Haarpflegesubstanzen ein.

Senf

Gemeint ist hier der Senfsamen, aus dem sich u.a. ein ätherisches Öl gewinnen läßt. Der wirksamste Bestandteil des Senfsamens, das Glukosid Sinigrin, wird unter Einwirkung von Wasser durch das senfeigene Ferment Myrosin in Traubenzucker und Allylsenföl gespalten. Zusätzlich mit dem in den Samen enthaltenen fetten Öl, Eiweiß und Schleim wirken diese Bestandteile sehr durchblutungsfördernd.

Achtung! Da Allylsenföl ein starkes Hautreizmittel ist, sollten Sie die Senfkonzentration der Rezeptangaben auf keinen Fall überschreiten.

Sesam

Wir nutzen in der Naturkosmetik Sesamöl, das aus den Samen der Sesampflanze gewonnen wird und in Fachgeschäften für biologischen Anbau, in Reformhäusern und Ölmühlen erhältlich ist, sowie eine aus Sesamöl hergestellte Paste namens Tahini, die man in Reformhäusern oder orientalischen Geschäften kaufen kann. Sesamöl absorbiert ultraviolette Sonnenstrahlen, ist also vorzügliches Beiwerk zu Sonnenöl und -creme. Tahini ergibt gemeinsam mit anderen Substanzen sehr wirksame Gesichtsmasken.

Shampoo

Wir benötigen es als Basis zur Veredelung mit Naturzusätzen. Ein in Drogerien und Lebensmittelhandel käufliches Präparat leistet hier gute Dienste. Es sollte möglichst ungefärbt oder mit Perlmuttglanz belebt sein.

Silberseife

Sie ist eine spezielle, gereinigte Schmierseife, die man als Basisprodukt für die Zubereitung von Haarpflegemitteln, Rasierseife und Badezusätzen anwendet. Da Silberseife ausschließlich in weichem Wasser schäumt, sollte man in Gegenden mit hartem Wasser auf ihre Anwendung verzichten. Unbedingt erforderlich ist eine Spülung mit Obstessig nach dem Haarewaschen, um eventuelle Kalkrückstände zu entfernen.

Soja

Soja ergibt ein hautverträgliches Öl, das nicht allzu fett ist und daher von jedem Hauttyp vertragen wird. Da es relativ preiswert ist, kann es als Grundlage zahlreicher unterschiedlicher Rezepturen dienen.

Stearin

Stearin ist ein weißes, talgig-bröseliges Wachsprodukt von guter Hautverträglichkeit. In Cremes und Lotionen erzielt es einen sanften, perlmuttartigen Glanz. Wir setzen es in Präparaten mit Bienenwachs ein, um eine Steigerung des Feuchtigkeitsgehalts zu erzielen.

Stiefmütterchen

Man verwendet das blühende Kraut der wilden Pflanze. Das Gartenblümchen eignet sich zur Herstellung von Naturkosmetik nicht. Die volle Einsatzbreite des Stiefmütterchens ist schwer zu bestimmen. Sicher ist, daß es im Zusammenhang mit Hauptproblemen lindernd, klärend und beruhigend wirkt. Eine mehrwöchige regelmäßige Anwendung von Pflegepräparaten mit Stiefmütterchenanteilen kann selbst hartnäckige Akne mildern.

Taubnessel

Taubnessel ist ein gutes adstringierendes und wundheilendes Mittel. Die vor der Blütezeit gesammelten Sproßspitzen können zu Auszügen und Mazeraten verwendet werden. In Cremes und Lotionen weiterverarbeitet, können sie nervöse Haut beruhigen und Brandwunden bzw. Sonnenbrand lindern.

Thymian

Er läßt sich frisch oder getrocknet aufbereiten. Ideal zur Reinigung und Klärung großporiger Haut, wird er in Auszügen oder Mazeraten Gesichtswasser, Badelotionen, Fußbädern und Kräutershampoos beigesetzt. In letzteren trägt er dazu bei, die Schuppenbildung zu verringern.

Tomate

Sie wird bei uns meist der beliebten Früchte wegen angebaut. Ihre gute Wirksamkeit gegen grobporige Haut oder zur Normalisierung sehr fetter sowie sehr trockener Haut ist wenig bekannt.

Achtung! Die Verarbeitung der Tomate zu Kosmetik gerät rasch zu einer etwas unappetitlichen Angelegenheit. Lassen Sie sich nicht abschrecken. Die Wirkung ist erstaunlich.

Twen 80

Twen 80 wird aus Zucker gewonnen, kann also innerlich wie äußerlich angewandt werden. Das Präparat dient uns als Emulgator, d.h. als Mittler zur besseren Vermischung von Öl und Wasser.

Vitamine

Sie gehören zu den wichtigsten Schönheitsbildnern. Vitamin A regeneriert, macht die Haut widerstandsfähiger gegen Krankheitserreger und Verletzungen. Vitamin B wirkt normalisierend auf alle Hautfunktionen, Vitamin E strafft die Haut, steigert ihre Elastizität und mildert Faltenbildung. Vitamin F (Linolsäure) lindert Beschwerden bei trockener, schuppiger, verhornter Haut und Vitamin H (Biotin) hilft bei empfindlicher, zarter Haut, die zu Schuppenbildung und Ekzemen neigt.

Wacholder

Er wird in der Medizin wegen seiner blutreinigenden, harntreibenden und die Menstruation regelnden Wirkung geschätzt. Für die Haut kann eine gut ausgewogene Dosierung von Auszügen oder Mazerat zu Cremes und Lotionen Hilfe bei nervösen Ausschlägen und Ekzemen bringen. Besonders Akne-Haut entwickelt sich gut, wenn sie mehrmals täglich mit einem reinen Wacholdersud gepflegt wird. Das aus Zweigen, Holzspänen und Beeren gewonnene ätherische Wacholderöl sollte nicht zum Einreiben benutzt werden, da es speziell bei empfindlicher Haut heftige Entzündungen mit Blasenbildung und Schwellungen hervorrufen kann. Badezusätzen beigemischt, entfaltet es jedoch eine intensiv duftende, die Körperfunktionen anregende Wirkung.

Wachs

Wachs wird unseren Rezepturen in fester Form, als Kakaobutter und Bienenwachs beispielsweise, zugesetzt. Es garantiert eine gute Verbindung von Wasser und Pflanzenölen und schenkt den einzelnen Präparaten eine angenehme zarte Farbtönung. Da sich im natürlichen Wachs enthaltene Stoffe auch in unserem Hautfett finden, ist eine gute Verträglichkeit gewährleistet.

Walderdbeere

Ihre Hauptwirkung beruht auf ihrem hohen Gerbstoffgehalt im Wurzelstock und in den Blättern. Die Früchte meiden wir bei der Herstellung von Naturkosmetik, da sie Hautallergien hervorrufen können. Die im Frühling vor der Entfaltung der Blätter gesammelten Wurzeln sollten an der Luft getrocknet und in einem Leinensäckchen bis zur Weiterverarbeitung aufbewahrt werden. Am wirksamsten sind die jungen Blätter der Walderdbeere. Sie können frisch oder getrocknet verwendet werden. Auszüge und Mazerat fügen wir Cremes, Masken und Lotionen bei. Das aus Blättern und Wurzeln gewonnene ätherische Öl entfaltet seinen nach Ambra und Rosen riechenden Duft am schönsten in Badezusätzen.

Wegerich

Es gibt ihn in drei Arten: Mittlerer Wegerich, Spitzwegerich, Breitwegerich. Wurzeln, Blätter und reife Samen dienen uns in Form von Auszügen, Mazerat und Saft zur Herstellung wirksamer Naturkosmetika. Die adstringierenden, wundheilenden, glättenden und erweichenden Eigenschaften entfalten sich günstig in Cremes, Lotionen und Masken für fette und gerötete sowie Akne-Haut. Auch in Augenlotionen wenden wir Wegerich gern an.

Weide

Aus ihren Blättern lassen sich Auszüge und Mazerate herstellen, deren Eigenschaften besonders bei fettigem Haar und Kopfschuppen helfen. Auszüge aus Weidenrinde lassen sich am günstigsten in Gesichtslotionen sowie Deodorants einsetzen, da sie den Feuchtigkeitshaushalt der Haut regulieren und die Schweißsekretion hemmen.

Wein

Er kommt in der Naturkosmetik hauptsächlich wegen seiner adstringierenden und antiseptischen Wirkung vor. Seine kräftigende, abhärtende und antiseptische Eigenschaft charakterisiert ihn als vorzügliche Beigabe zu Lotionen und Badezusätzen.

Weinbrand

Weinbrand wird durch Destillation von Wein gewonnen. Er enthält Weingeist, einen hochprozentigen Alkohol mit einem Restanteil Wasser. Weinbrand ist ein traditionelles Hausmittel gegen Schuppen, wird aber auch Gesichts- und Reinigungslotionen zugesetzt. Besonders erfreulich ist die lange Haltbarkeit aller Präparate, denen er beigegeben wird.

Weizenkeimöl

Es wird aus Weizenkeimen gewonnen. Es enthält hohe Anteile an Karotin, einer Vorstufe des Vitamin A, sowie Vitamin E. Daher ist seine glättende und belebende Wirkung auf jeden Hauttyp garantiert. Wir setzen Weizenkeimöl am liebsten bei der Herstellung von Cremes und Masken für die Tages- und Nachtpflege ein.

Weizenkleie

Sie besteht aus der Randschicht des Weizenkorns und fällt als Nebenprodukt bei der Mehlgewinnung an. Sie läßt sich wegen ihrer sanften Schleifwirkung sehr gut Masken und Peelings zusetzen.

Zimt

Zimt wird aus der inneren Rinde des Zimtbaumes gewonnen. Das aus ihr gepreßte Öl enthält Phenol, das stark antiseptisch wirkt und Bakterien abtötet. Sowohl Zimtrinde (Zimtstangen) als auch Zimtöl sind in Reformhäusern, Drogerien und Kräuterläden erhältlich. Wir verwenden beides zur Herstellung exotisch duftender Badezusätze und Körperlotionen.

Zitrone

Da Sie bei der Herstellung selbstgefertigter Kosmetika darauf achten, keine chemischen Zusätze zu verwenden, sollten Sie auch bei Zitronen auf ungespritzte Früchte zurückgreifen. Aus Schalen, aber auch aus Blättern und Zweigen des Zitronenbaums lassen sich herrlich duftende Auszüge und Mazerate sowie ein hochwirksames ätherisches Öl herstellen. Die zusätzlich aus der Fruchtverwertung anfallende Zitronensäure zeigt sich nützlich als Beigabe zu Masken, Reinigungslotionen und Cremes, Shampoos und Badezusätzen, Handcremes und Seife.

Wichtige Tips für die Praxis

Ehe Sie sich in den nachfolgenden Rezeptteil des Buches vertiefen, erlauben Sie mir, Ihnen einige letzte, wichtige Hinweise zu geben.

Zutaten

Alle in den Rezepten angegebenen Pflanzenanteile können, falls nicht ausdrücklich erwähnt, sowohl frisch als auch getrocknet verwendet werden.

Geräte und Gefäße

Geräte und Gefäße müssen für die Zubereitung Ihres Produktes sauber und trocken sein. Wasserreste können Ihr Präparat trüben und seine Haltbarkeit beeinträchtigen.

Mengenangaben

Die Mengenangaben sollten Sie peinlich genau beherzigen. Abweichungen, auch geringfügige, können Festigkeit, Haltbarkeitsdauer und Wirksamkeit ungünstig verändern.

Zubereitung

Bitte arbeiten Sie stets in der in Ihrem Rezept vorgeschriebenen Reihenfolge. Eine Abweichung kann dazu führen, daß sich Klümpchen bilden, Phasen trennen, Verfärbungen eintreten usw. Die meisten Rezepte lassen sich in einem Zeitraum zwischen 10 und 30 Minuten herstellen. Bei einiger Routine wird sich diese Zeit verkürzen lassen. Erheblich längere Geduldsphasen müssen Sie jedoch für Rezepte mit Mazeraten einkalkulieren. Hier beträgt die Mazerationszeit ca. 3 Wochen. Erst danach können Sie Ihr Pflegeprodukt fertigstellen.

Kaltrühren

Jedes Präparat, dessen Zutaten schmelzen müssen, wird vor dem Umfüllen in geeignete Gefäße kaltgerührt. Cremes und Lotionen müssen so lange gerührt werden, bis sie eine Temperatur von rund 37 Grad Celsius erreicht haben.

Umfüllen

Sie werden bei der Herstellung von Creme bemerken, daß in Ihrem Rührgerät eine feste Randschicht haftet. Bitte füllen Sie diese nicht in Ihr Cremetiegelchen; der harte Rest erstarrt schneller als die weiche Masse und verklumpt. Sie können Ihre fertige Creme dann schlecht auf der Haut auftragen. Sofort nach Fertigstellen Ihrer Creme läßt sich der harte Rand jedoch gut ablösen und als erste Produktprobe auf Ihre Haut geben.

Wasserbad

In Ihren Rezepten finden Sie exakte Angaben, ob Ihre Zutaten im Wasserbad erwärmt werden müssen. Bienenwachs etwa gehört ins Wasserbad. Es ist bereit zur Weiterverarbeitung, sobald sich eine klare, klümpchenfreie Schmelze gebildet hat. Benötigen Sie für Ihr Rezept wäßrige Zusätze, erwärmen Sie auch diese im Wasserbad. Sie haben die richtige Temperatur, wenn Ihre feste Zutat geschmolzen ist.

Haltbarkeit

Die Haltbarkeit wird in jedem Rezept angegeben. Verfallsdaten müssen berücksichtigt werden, da verdorbene Kosmetika Hautschäden auslösen können.

Aufbewahrung

Alle Hautpflegemittel, deren Aufbewahrung im Rezept unerwähnt bleibt, vertragen Zimmer- und Badezimmertemperaturen.

Verträglichkeit

Alle Rezepte wurden sowohl von mir als auch von mehreren Testpersonen erprobt, entstammen zum Teil dem Erfahrungsschatz meiner Familie und haben sich in Wirkung und Verträglichkeit bewährt. Dennoch kann die Hautverträglichkeit der einzelnen Pflegeprodukte nicht garantiert werden. Die Haut eines jeden Individuums reagiert anders. Was mir gut bekommt, mag einem Mitmenschen schaden. Innere und äußere Einflüsse prägen jedes Hautbild unterschiedlich. Um die Verträglichkeit eines Hautpflegemittels zu testen, empfehle ich daher, eine geringe Probe auf der Innenseite des Unterarms oder Oberschenkels zu verreiben. Auf der dort besonders zarten Haut wird sich eine eventuelle Unverträglichkeit binnen eines Tages zeigen. Bleiben Rötungen oder Hautjucken und dergleichen mehr aus, können Sie Ihr Präparat unbedenklich zum Großeinsatz bringen.

Gemüsesäfte

Verwenden Sie Gemüsesäfte stets frisch gepreßt und ungewürzt. Sie können naturreine Säfte aus Reformhaus, Drogerie und Apotheke verwenden. Zusätze jeder Art können Hautallergien verursachen. Möchten Sie lieber eigene Säfte herstellen, kann Ihnen eine Kaltpresse gute Dienste leisten, die im Fachhandel erhältlich ist. Etwas umständlicher, doch ebenso wirkungsvoll ist es, Ihr Gemüse zu zerkleinern – eventuell mit Mixer oder elektrischem Pürierstab –, in ein Leintuch einzuschlagen und sorgfältig auszudrücken. Der verbleibende feste Gemüsebrei ist gut in der Speiseküche zu verwenden.

Auszüge

Sie können frische wie getrocknete Kräuter verwenden. Geben Sie die im Rezept angeführte Menge in eine geeignete Kanne und füllen sie mit der ebenfalls im Rezept gebotenen Menge kochenden Wassers auf. Dieser Kräuteraufguß muß etwa 8 bis 10 Minuten ziehen. Sieben Sie ihn nun durch einen feinen Kaffee- oder Teefilter und verarbeiten Sie ihn laut Rezept weiter. Die natürliche Trübung des Pflanzenauszugs beeinträchtigt die Wirksamkeit des fertigen Präparates nicht. Bitte verwenden Sie Kräuterauszüge immer sofort. Langes Abstehen zerstört oder verändert ihre Wirksamkeit.

Mazerat

Ein Mazerat ist eine Verbindung von Pflanzen und Öl oder Ölen. Legen Sie zunächst die benötigten Pflanzenteile in eine saubere, trockene, grüne oder braune oder mit dunkler Farbe bemalte Weithaltsflasche. Getrocknete Kräuter sind besonders problemlos zu verwenden, frische müssen gründlich gewaschen und abgetrocknet werden. Schütten Sie die im Rezept angegebene Menge Pflanzenöl über die Pflanzenteile und verschließen Sie die Flasche sorgsam. Haben sich zwischen den Pflanzenteilen Luftbläschen gebildet, gelingt es, diese durch Klopfen und Drehen zu entfernen. Bewahren Sie die sicher verschlossene Flasche an einem dunklen, warmen Ort auf. Nach genau 21 Tagen ist Ihr Mazerat fertig. Es wird zur Weiterverarbeitung durch einen feinen Filter abgesiebt.

Möchten Sie Ihr Mazerat nicht sofort verarbeiten, läßt es sich unbedenklich für 3 bis 5 Monate an einem dunklen, kühlen Ort aufbewahren. Es muß jedoch in eine saubere, trockene Flasche umgefüllt werden.

REZEPTE

Gesichtspflege

Reinigungsmittel

Normale Haut

Kamillen-Milch

160 ml kochendes Wasser
5 EL frische oder 3 EL getrocknete Kamillenblüten
1/2 TL Zitronensaft
160 ml frische Vollmilch

Stellen Sie aus Kamillenblüten, Zitronensaft und Wasser einen Aufguß her, den Sie an einem dunklen Ort ca. 12 Stunden ziehen lassen.

Fügen Sie dem fertigen Aufguß die Milch zu und lassen sie alles ca. 3 Stunden im Kühlschrank nachziehen.

Anschließend wird die Kamillen-Milch durch ein feines Teesieb abgeseiht, in ein dunkles Glasgefäß oder Kunststoffbehältnis umgefüllt und im Kühlschrank aufbewahrt.

Haltbarkeit: maximal 3 Tage.

Mandel-Milch

300 ml Vollmilch
100 g gemahlene Mandeln (möglichst fein und frisch gemahlen)

Erwärmen Sie die Milch und gießen Sie sie über die Mandeln. Bitte sorgfältig umrühren! Ein Mixer leistet hier gute Dienste. Die Verquickzeit beträgt ca. 10 bis 12 Stunden.

Seihen Sie den Mandel-Milch-Brei durch ein Leinentuch oder feines Sieb ab und bewahren Sie die fertige Reinigungslotion im Kühlschrank auf. Werfen Sie bitte den Mandelbrei nicht weg. Er läßt sich zu einem Peeling weiterverarbeiten.

Haltbarkeit: 3 Tage.

Kleopatra-Milch

Saft von 1/4 Zitrone
Saft von 1 Orange
1 TL geriebene Orangenschale (ungespritzt oder Fertigprodukt aus dem Backwarenhandel)
1 TL Honig
100 ml Vollmilch

Geben Sie Saft und Schalenabrieb in die Milch und erwärmen Sie diese Mischung, bis sie lauwarm ist. Fügen Sie nun den Honig zu und rühren Sie sorgfältig, bis dieser sich vollständig gelöst hat.

Bewahren Sie die komplette Reinigungsmilch ca. 24 Stunden im Kühlschrank auf und schütteln Sie diese mehrmals täglich gut durch.

Es ist sinnvoll, jedoch nicht unbedingt erforderlich, die fertige Kleopatra-Milch abzuseihen. Vor Gebrauch muß man sie jedoch stets schütteln.

Haltbarkeit: 5 – 8 Tage.

Feine Honig-Milch

80 ml Wasser
1 TL Tannenhonig
1 Eigelb
1 Tasse frische Schafgarbenblüten
oder 2 TL getrocknete Schafgarbenblüten und -blätter
200 ml Vollmilch

Honig, Schafgarbe und Wasser werden unter ständigem Rühren leicht erwärmt. Der Honig muß vollständig aufgelöst sein. Danach erkalten lassen.

Inzwischen Milch und Eigelb sorgfältig verquirlen (Mixer). Beides in das abgekühlte Honig-Wasser geben und nochmals gut verrühren. Etwa 24 Stunden im Kühlschrank durchziehen lassen, anschließend abseihen. Die fertige Reinigungsmilch in ein Glas füllen und im Kühlschrank aufbewahren.

Haltbarkeit: 3 Tage.

Gurken-Milch

ca. 10 cm Salatgurke mit Schale
100 ml Vollmilch

Geben Sie die zerkleinerte Gurke in einen Mixer oder hacken Sie sie zu einem feinen Brei. Fügen Sie diesen der kalten Milch zu, schütteln Sie die Mischung sorgfältig durch (Mixer) und lassen Sie sie ca. 4 Stunden im Kühlschrank durchziehen.

Anschließend wird die Gurken-Milch abgeseiht und in einem gut schließenden Gefäß im Kühlschrank aufbewahrt.

Haltbarkeit: 3 Tage.

Pfirsich-Milch

3 EL frischer Pfirsich, mit Haut püriert
3 EL Lindenblüten, getrocknet oder frisch
1/2 EL Honig
200 ml Vollmilch

Erwärmen Sie den feinen Fruchtbrei mit Lindenblüten und Honig im Wasserbad, bis sich der Honig aufgelöst hat. Anschließend mit Milch auffüllen und erkalten lassen. Die Masse sollte ca. 12 Stunden im Kühlschrank ziehen.

Mehrmals durch ein feines Sieb gießen, bis alle Fruchtrückstände entfernt sind.

Die fertige Pfirsich-Milch in ein verschließbares Gefäß umfüllen und kühl stellen.

Haltbarkeit: 5 – 8 Tage.

Fette Haut

Ringelblumen-Milch

10 EL Ringelblumenblüten und -blätter
1/4 l kochendes Wasser
200 ml Vollmilch

Die Ringelblumenblüten und -blätter mit kochendem Wasser übergießen und ca. 4 Stunden durchziehen lassen. Den kalten Aufguß sorgfältig abseihen und mit Milch auffüllen. Erneut ca. 2 Stunden ziehen lassen.

Die fertige Reinigungsmilch vor Gebrauch gut schütteln und kühl aufbewahren.

Haltbarkeit: 3 – 5 Tage.

Buttermilch-Zitronen-Lotion

5 EL Buttermilch
5 TL frischer Zitronensaft
5 Tr. Zitronenöl

Verquirlen Sie alle Zutaten sehr sorgfältig. Im Kühlschrank ca. 10 Stunden durchziehen lassen. Die sofort gebrauchsfertige Milch gut durchschütteln.

Haltbarkeit: 3 – 5 Tage.

Avocado-Honig-Milch

1 große weiche Avocado
1 Zitrone
1 TL Honig
100 ml Vollmilch

Die Avocado halbieren und das Fruchtfleisch mit einem Teelöffel aus der Schale heben. Anschließend im Mixer oder mit der Gabel fein pürieren. Pressen Sie nun die Zitrone aus und geben Sie den Saft zum Avocado-Brei. Lassen Sie beides, gut verschlossen, ca. 2 Stunden im Kühlschrank ziehen. Jetzt erst die Milch unterrühren und nochmals ca. 1 Stunde kühl stellen.

Abschließend alles durch ein feines Sieb streichen und die Milch mit Honig sanft erwärmen, bis dieser sich vollständig gelöst hat.

Bewahren Sie die fertige Avocado-Honig-Milch im Kühlschrank auf.

Haltbarkeit: 5 – 8 Tage.

Gurken-Exotik

2 Zitronen
1 Orange
1 Grapefruit
1/2 Salatgurke mit Schale
2 TL frischer Apfelsaft
100 ml Vollmilch

Die Gurke gründlich zerkleinern (Mixer, Pürierstab o.ä.).

Zitrusfrüchte auspressen und unter den Gurkenbrei mischen. Den Apfelsaft beigeben.

Alles zusammen ca. 3 Stunden im Kühlschrank durchziehen lassen, mit Milch auffüllen und weitere 5 Stunden kalt stellen.

Anschließend die Masse sorgfältig durch ein sehr feines Tuch oder Sieb seihen, in ein fest verschließbares Gefäß umgießen und sehr kalt aufbewahren.

Haltbarkeit: 8 Tage.

Apfel-Minze-Milch

2 EL frische Minzeblätter oder 2 TL getrocknete
2 EL Apfelsaft, frisch gepreßt
150 ml Vollmilch

Geben Sie Minze und Apfelsaft in ein fest schließendes Gefäß und lassen Sie es ca. 8 bis 10 Tage stehen. Ein kühler, schattiger Raum ist dem Kühlschrank vorzuziehen.

Anschließend die entstandene Flüssigkeit abseihen und mit kalter Milch abmischen. In ein sauberes Gefäß umleeren und im Kühlschrank frischhalten.

Haltbarkeit: 3 Tage.

Melonen-Milch

100 g Melonenfruchtfleisch
1 Eiweiß
1 TL Zitrone
100 ml Vollmilch

Zerdrücken Sie das herausgelöste Melonenfruchtfleisch sorgfältig (ohne Kerne!) und mischen Sie ein verquirltes Eiweiß sowie den Saft der Zitrone bei. Fügen Sie nun die Milch zu und lassen Sie den Flüssigkeitsbrei 3 Stunden im Kühlschrank ziehen.

Anschließend abseihen oder die etwas dickliche Fruchtmilch verwenden. Stets kalt aufbewahren!

Haltbarkeit: 3 Tage.

Trockene Haut

Banana-Shake

1/2 weiche Banane
2 EL süße Sahne
2 EL Sahnequark

Verquirlen Sie alle Zutaten zu einem dickflüssigen Brei und tragen Sie diesen auf Gesicht und Dekolleté auf. Mit reichlich lauwarmem Wasser nachspülen.

Da diese Lotion sehr rasch unansehnlich grau wird, sollte man stets nur so viel zubereiten, wie man an einem Tag aufbrauchen kann.

Erdbeer-Honig

1/4 Pfund frische oder tiefgefrorene Erdbeeren
4 EL süße Sahne
4 EL Bienenhonig

Zerdrücken Sie die Erdbeeren sorgfältig mit der Sahne und heben Sie anschließend den Honig unter. Sie erhalten eine köstlich duftende – übrigens auch sehr wohlschmeckende – Waschlotion, die Sie kühl aufbewahren sollten.

Vorsicht! Wer zu Allergien neigt, sollte diese Lotion nicht versuchen.

Haltbarkeit: 3 – 4 Tage.

Birnen-Creme

1 weiche Birne
5 EL Sesamöl
1 TL süße Sahne
1 Eigelb
1 TL Honig

Schälen Sie die Birne und pürieren Sie das Fruchtfleisch zu einem sehr feinen Brei. Quirlen Sie nun Sesamöl, Sahne und Eigelb darunter und lassen Sie die Mischung ca. 1 Stunde im Kühlschrank ruhen. In die etwas zähe Masse den Honig einrühren, bis dieser geschmeidig wird. Erneut ca. 2 bis 3 Stunden kühl stellen.

Tragen Sie die fertige Reinigungscreme großzügig auf und spülen Sie mit reichlich lauwarmem Wasser nach. Nur zart trocken tupfen.

Haltbarkeit: 3 Tage.

Zitronen-Öl

2 Zitronen
1/4 l Olivenöl (aus Apotheke oder Reformhaus; auf Reinheit achten)

Pressen Sie den Zitronensaft und filtern Sie ihn sorgfältig in eine bauchige Weithalsflasche. Geben Sie das Olivenöl zu und bewahren Sie Ihre Mischung ca. 30 Tage in einem mild temperierten, dunklen Raum auf. Vor Gebrauch immer wieder gut schütteln!

Tragen Sie das fertige, frisch duftende Öl reichlich auf Ihre Haut auf, lassen Sie es kurz einwirken und nehmen Sie den Rest mit einer Serviette oder einem Einmalwaschlappen ab. Anschließend mit lauwarmem Wasser spülen.

Haltbarkeit: 6 Monate.

Karotten-Lotion

1 kleine Karotte mit Schale
2 EL Bienenhonig
1/8 l süße Sahne
1 Eigelb

Raffeln Sie die Karotte möglichst fein und rühren Sie rasch alle Zutaten darunter. Den fertigen dicklichen Brei 1 Stunde kühl stellen, anschließend nochmals aufquirlen und abseihen.

Bewahren Sie die Lotion kühl und dunkel auf.

Haltbarkeit: 8 Tage.

Hamamelis-Milch

20 g frischer Gurkensaft
20 g Hamameliswasser (Apotheke)
20 g Rosenwasser (Apotheke)
100 ml frische Vollmilch

Schütteln Sie alle Zutaten in einem Weithalsgefäß gründlich durch. Gut 4 Stunden im Kühlschrank ziehen lassen. Anschließend nochmals einige Male durchrühren.

Bewahren Sie die fertige Hamamelis-Milch unbedingt kühl und dunkel auf.

Haltbarkeit: 3 Tage.

Empfindliche Haut

Bohnen-Lotion

4 EL Bohnenmehl (fertig aus dem Reformhaus oder selbst mahlen)
1 Eigelb
1 EL Honig
4 EL Kieselerde (Apotheke, Reformhaus)
100 ml frische Vollmilch

Verrühren Sie, außer der Kieselerde, alle Zutaten sehr sorgfältig in einem gemeinsamen Arbeitsgang. Stellen Sie die Mischung ca. 1 bis 1 1/2 Stunden kühl. Nun die Kieselerde unterheben, bis eine schwerfließende Lotion entstanden ist.

Die größte Wirksamkeit erzielt diese, wenn sie 10 bis 15 Minuten aufgetragen bleibt und mit viel warmem Wasser abgewaschen wird.

Haltbarkeit: 8 Tage.

Olivenöl-Milch

6 EL Olivenöl (Apotheke oder Reformhaus, auf Reinheit achten)
1 Becher weißer Joghurt
6 EL Buttermilch

Quirlen Sie die Zutaten so lange auf, bis eine schaumige Lotion entstanden ist. Sofort verwenden! Bewahren Sie die Milch kühl und dunkel auf.

Haltbarkeit: 4 – 5 Tage.

Eier-Paste

1 Becher weißer Joghurt
2 Eigelb
2 TL Honig

Erwärmen Sie den Honig bei milder Hitze, bis er schmilzt, und quirlen Sie die Eigelbe hinein. In die erkaltete Masse den Joghurt geben und die leicht schaumige Paste 2 Stunden kühl stellen. Anschließend sofort verwendbar.

Gurken-Geheimtip

10 dünne Scheibchen Salatgurke
1 Eiweiß
1/4 TL Zitronensaft
1 EL Avocadoöl

Zerkleinern und verquirlen Sie alle Zutaten gemeinsam im Mixer oder Küchenmaschine. 2 Stunden kühl stellen und vor Gebrauch gründlich schütteln.

Haltbarkeit: 8 Tage.

Quark-Lotion

3 EL Sahnequark
1 EL Sesamöl
1 Ei
1/2 TL Zitronensaft
50 ml Vollmilch

Verquirlen Sie Ei, Sesamöl und Zitronensaft zu einer zähen Paste. Nun Quark und Milch unterrühren.

Sollte die Lotion zu dick geraten sein, erhöhen Sie die Milchdosis um 10 ml.

Haltbarkeit: 3 Tage.

Mehl-Paste

3 EL Vollkornmehl
1 EL süße Sahne
1 TL Honig
100 ml frische Vollmilch

Stellen Sie aus Vollkornmehl, süßer Sahne, Honig und 50 ml Milch einen dicklichen Brei her. Nach kurzem Aufwallen die Masse vom Herd nehmen und die restliche Milch einrühren.

Tragen Sie die leicht flüssige Reinigungspaste reichlich auf und lassen Sie diese für ca. 8 bis 10 Minuten einwirken. Anschließend mit lauwarmem Wasser abspülen.

Haltbarkeit: 3 Tage.

Mischhaut

Zitronen-Jogi

2 EL Honig
1/4 l destilliertes Wasser
1/4 TL Zitronensaft
1 kleiner Becher weißer Joghurt

Den Honig mild erwärmen und mit dem destillierten Wasser verrühren. Zitronensaft einspritzen und den Joghurt unterquirlen, so daß eine stark schaumige Lotion entsteht.

In eine dunkle Flasche abfüllen. Stets kühl lagern.

Haltbarkeit: ca. 1 Woche.

Orangen-Öl

50 ml Soja- oder Jojobaöl
20 ml Mandelöl
20 ml Rizinusöl
10 ml Orangenöl
1 EL reiner Alkohol (Apotheke)

Soja- oder Jojobaöl, Mandelöl, Rizinusöl und Alkohol gut mischen. Wenn das Ölgemisch keine Schlieren mehr zeigt, das Orangenöl dazugeben und erneut verrühren.

Das fertige Öl in eine dunkle Flasche abfüllen und kühl lagern.

Zur Anwendung werden ca. 1 EL Orangenöl mit 1 EL Rosen- oder Melissenöl bzw. 1 EL Leitungswasser versetzt.

Haltbarkeit: 4 – 6 Monate.

Gänseblümchen-Lotion

1 Handvoll frische Gänseblümchenblüten
oder 3 EL Trockenblüten
100 ml Wasser
1 TL Bierhefe

Gänseblümchenblüten und Wasser 5 Minuten kochen und dann 10 Minuten ziehen lassen. In den lauwarmen, sorgfältig abgefilterten Auszug die Bierhefe bröckeln und vollständig auflösen.

In eine saubere, dunkle Flasche abfüllen, kühl aufbewahren.

Haltbarkeit: maximal 4 Wochen.

Minze-Reinigungscreme

50 g weißes Wachs (Apotheke)
5 Tr. Zitronenessig
1/4 l Minze-Aufguß
5 EL Mandelöl

Vermengen Sie das zerstoßene Wachs mit dem Mandelöl und erhitzen Sie beides im Wasserbad. Minzeaufguß und Mandelöl unterrühren, sobald das Wachs-Öl-Gemisch leicht abgekühlt ist. Nun alles mit dem Mixer verrühren und den Zitronenessig beitropfen.

Die fertige Creme kühl und luftdicht aufbewahren.

Haltbarkeit: 4 Wochen.

Lanolin-Reinigungslotion

3 EL Lanolin
5 EL neutrale Seife oder Fichtennadel- oder Buttermilchseife
10 EL Mandelöl
1 TL Honig

Die klein zerstoßene Seife mit dem Mandelöl mischen und im Wasserbad verschmelzen. Während des Ruhens Honig und Lanolin beimengen. Die vollständig klare Flüssigkeit erkalten lassen und kurz vor dem Erstarren in geeignete Gefäße abfüllen.

Kühl aufbewahren.

Haltbarkeit: 4 – 6 Wochen.

Lindenblüten-Eiercreme

5 EL getrocknete Lindenblüten oder 1 große Handvoll frische
1/4 l Wasser
3 Eigelb
1 Msp. Borax
10 g Kakaobutter
10 g ungebleichtes Bienenwachs

Stellen Sie aus Wasser und Lindenblüten einen Aufguß her, den Sie ca. 15 bis 20 Minuten ziehen lassen und sorgfältig abseihen.

Während der Wirkzeit Wachs, Kakaobutter und Borax im Wasserbad einschmelzen. In die lauwarme Mischung Eigelb und Lindenblütenauszug verquirlen. Es entsteht eine gelblich-milchige Masse, die unter ständigem Rühren allmählich eindickt und endlich erstarrt.

Die fertige Creme in ein dunkles Gefäß abfüllen und kühl aufbewahren.

Haltbarkeit: 3 – 4 Wochen.

Akne-Haut

Stiefmütterchen-Reinigungscreme

50 g Blüten und Blätter des Wilden Stiefmütterchens (Apotheke)
50 ml Jojobaöl
10 ml Mandelöl
10 g ungebleichtes Bienenwachs

Stellen Sie aus Blüten, Blättern und Ihren Ölen ein Mazerat her. Messen Sie davon nach 3 Wochen Mazerationszeit 50 ml ab und vermischen Sie es mit dem Bienenwachs. Langsam im Wasserbad erwärmen, bis eine klare Schmelze entstanden ist.

Die fertige Creme in einen sauberen Tiegel umfüllen und kühl stellen.

Haltbarkeit: Creme 4 – 5 Wochen, Stiefmütterchenmazerat bis zu 1/2 Jahr bei kühler Lagerung.

Salbei-Lotion

10 EL Salbeiblätter
50 ml Wasser
30 ml Hamameliswasser

Aus Salbei und Wasser einen starken Aufguß herstellen. Davon 50 ml abmessen und in eine geeignete Rührschüssel umleeren.

Nach dem vollständigen Auskühlen geben Sie bitte das Hamameliswasser zu und verrühren alles sehr sorgfältig.

Die fertige Waschlotion kühl aufbewahren.

Haltbarkeit: 3 – 4 Wochen.

Kamillen-Lotion

1 Handvoll getrocknete Kamillenblüten
oder 2 Handvoll frische
10 ml Weizenkeimöl
10 ml Sojaöl
10 ml Mandelöl
50 ml frische Vollmilch

Aus Ölen und Kamille ein Mazerat herstellen. Nehmen Sie davon nach drei Wochen Mazerationszeit 25 ml ab und füllen es in eine Weithalsflasche um. Die Wirkzeit beträgt ca. 3 Tage.

Vor jeder Anwendung sollte man dem zu verwendenden Mazerat frischen Kamillen-Aufguß beimengen, um Duft und Wirksamkeit zu steigern.

Haltbarkeit: 3 – 4 Monate.

Algen-Öl

10 g Algenkonzentrat (Apotheke)
20 ml Jojobaöl

Verrühren Sie Ihr Algenkonzentrat mit dem Jojobaöl und lassen Sie es 3 Wochen an einem dunklen, nicht zu kalten Ort ziehen.

Das fertige Algen-Öl sparsam verwenden und stets gründlich mit warmem Wasser nachspülen.

Haltbarkeit: 6 Monate.

Wacholder-Creme

50 ml Jojobaöl
je 2 EL Wacholderbeeren und -blätter oder -holzspäne
5 g gebleichtes Bienenwachs
2 Msp. Borax

Aus den Zutaten ein Mazerat mixen, das ca. 3 bis 4 Wochen durchziehen muß.

45 ml Wacholderöl abmessen. In ein Wasserbad füllen und Wachs sowie Borax beimischen. Erwärmen, bis sich eine schlierenfreie Lösung ergibt. Anschließend die Lösung bis zum Erkalten rühren.

Die fertige Creme immer dunkel aufbewahren.

Haltbarkeit: 3 – 4 Monate.

Lavendel-Essig

80 g blühende Sproßspitzen des Echten Lavendels (Apotheke)
1 l weißer Essig

Legen Sie die Pflanzenteile 8 bis 10 Tage in Essig und lassen Sie alles ungestört durchziehen. Anschließend den Essig filtrieren und in einer dunklen Flasche gut verschließen.

Mischen Sie 1 TL des fertigen Lavendel-Essigs Ihrer gewohnten Nachtcreme bei und lassen Sie diese Reinigungscreme ca. 3 Minuten einwirken. Danach gründlich mit lauwarmem Wasser abspülen und Pflegepräparat auftragen.

Gesichtswasser

Normale Haut

Rosenblüten-Wasser

10 EL getrocknete Rosenblütenblätter oder 2 Handvoll frische Rosenblütenblätter (Apotheke)
120 ml Wasser
15 ml 90 %iger Weingeist (Apotheke)

Einen Auszug aus Rosenblütenblättern und Wasser herstellen und abseihen. Vom Auszug 100 ml mit Weingeist mischen und abkühlen lassen. Anschließend in eine fest verschließbare Flasche umgießen.

Unverdünnt anwenden.

Haltbarkeit: 6 – 8 Monate.

Orangen-Wasser

Schale von 1 ungespritzten Orange
5 ml Orangenöl (Indienladen, Bio-Laden, Drogerie)
100 ml Wasser
20 ml 90%iger Weingeist (Apotheke)

Aus Orangenschale und Wasser einen Aufguß herstellen. Abseihen. Vom heißen Aufguß 80 ml abnehmen und mit Weingeist mischen. Vollständig auskühlen lassen. Das Orangenöl unterrühren und die Flüssigkeit in eine dunkle Flasche umgießen.

Unverdünnt anwenden.

Haltbarkeit: 6 Monate.

Avocado-Tonik

2 große, sehr reife Avocados
1 große Zitrone
100 ml Wasser

Das Fruchtfleisch der Avocado mit einem Löffel aus der halbierten Frucht heben. Sofort durch ein feines Haarnetz passieren. Die Zitrone entsaften. Den Saft mit dem Avocadomus mischen und zusammen 5 Minuten mit Wasser aufkochen. Weitere 10 Minuten auf der abgeschalteten Herdplatte ziehen lassen. Durch einen Papierfilter abseihen.

In ein dunkles Gefäß umfüllen und gut verschließen.

Unverdünnt anwenden.

Haltbarkeit: 5 – 8 Tage.

Ringelblüten-Honig-Wasser

50 g getrocknete Ringelblüten
2 EL Honig
1 l Wasser

Alle Zutaten in einem Topf vorsichtig erwärmen, bis der Honig geschmolzen ist. Die fertige Mischung in ein gut schließendes Deckelglas füllen.

10 Tage an einem dunklen, kühlen Ort ruhen lassen. Danach abseihen. Die Pflanzenteile dabei durch ein feines Mulltuch gründlich ausdrücken. Verschlossen aufbewahren.

Täglich mehrmals anwenden.

Haltbarkeit: ca. 2 Wochen.

Petersilien-Wasser

5 große Stengel Petersilie
1 l Wasser

Wasser und Petersilie kurz aufwallen lassen.

Die Mischung in ein weithalsiges Gefäß füllen. 3 Tage im Kühlschrank verschlossen aufbewahren. Anschließend abseihen. Dabei die Petersilie durch ein Mulltuch ausdrücken.

Mit der fertigen Lösung zweimal täglich ein kleines Frottiertuch tränken und je 10 Minuten lang über das Gesicht legen.

Fette Haut

Frucht-Wässerchen

3 Zitronen, ungespritzt
2 Orangen, ungespritzt
1 weicher, mürber Apfel
1/2 Salatgurke
200 ml 90 %iger Weingeist (Apotheke)
10 Tr. Rosenöl (Drogerie, Indienladen)

Alle Früchte schälen und entsaften. Das Fruchtfleisch von Gurke und Apfel fein zerreiben. Gemeinsam mit den kleingeschnittenen Schalen und dem Saft in Weingeist einrühren und gut verschlossen eine Woche ziehen lassen. Abseihen. Mit Rosenöl vermischen und die Flüssigkeit in einer dunklen Flasche aufbewahren.

Zur Anwendung 1 EL Frucht-Wässerchen mit 1/4 l Wasser mischen.

Haltbarkeit: 3 – 4 Wochen.

Eibisch-Tonik

5 EL Eibischwurzeln (Apotheke)
2 EL Himbeerblätter
2 EL Gänseblümchenblüten
2 EL Ringelblumenblüten
100 ml 90 %iger Weingeist (Apotheke)
1,5 l Kartoffelwasser

Blätter, Blüten und Eibischwurzel in das abgeseihte Kartoffelwasser geben und 20 Minuten auf kleinster Flamme ziehen lassen. Abseihen. Den Weingeist der noch heißen Flüssigkeit beimischen. Abkühlen lassen und in eine gut schließende Flasche umfüllen.

Zur Anwendung unverdünnt benutzen.

Haltbarkeit: 3 – 4 Wochen.

Orangen-Melissen-Wasser

Schale von 2 Orangen
1 l Wasser
5 ml Melissenöl

Die Orange sehr gründlich abbürsten und schälen. Die Schalen fein aufschneiden und mit kochendem Wasser übergießen. 3 Stunden auf kleinster Flamme ziehen lassen, dann abseihen. In die Flüssigkeit Melissenöl rühren und sofort in eine fest verschließbare Flasche gießen.

Unverdünnt anwenden.

Haltbarkeit: 8 Tage.

Rosmarin-Tonik

4 EL frischer oder 2 EL getrockneter Rosmarin
3/4 l Wasser
4 TL 90 %iger Weingeist (Apotheke)

Den Rosmarin in kochendes Wasser schütten und zugedeckt 15 Minuten auf kleinster Flamme ziehen lassen. Abseihen. Weingeist zugeben. Sofort verschließen und kühl lagern.

Unverdünnt anwenden.

Haltbarkeit: 3 – 4 Wochen.

Trockene Haut

Kampfer-Apfel-Tonik

1 kleiner mürber Apfel
2 EL Kampfer (Apotheke)
10 EL Branntwein

Den ungeschälten, fein zerriebenen Apfel mit Branntwein bedecken. In ein bauchiges Gefäß füllen und mit einem Tellerchen bedecken. An einen dunklen, warmen Ort stellen. 3 Wochen ziehen lassen. Anschließend abseihen und mit Kampfer mischen. 3 weitere Tage durchziehen lassen.

Stark verdünnt anwenden.

Haltbarkeit: 3 – 4 Monate.

Hamamelis-Lotion

30 ml Weizenkeimöl
20 ml Avocadoöl
60 ml Hamameliswasser (Apotheke)
10 Tr. Zitronensaft

Weizenkeimöl und Avocadoöl im Wasserbad erhitzen, den Zitronensaft zugeben und vorsichtig klar rühren.

Das Hamameliswasser erhitzen (ca. 60 Grad) und zu der Ölmischung geben. Rühren, bis alles erkaltet ist.

In eine möglichst dunkle Flasche umfüllen und unverdünnt anwenden.

Haltbarkeit: 6 Monate.

Fenchel-Wasser

1 große oder zwei kleine Fenchelknollen
100 ml Wasser
20 ml 90 %iger Weingeist (Apotheke)
5 Tr. Fenchelöl (Apotheke)
1 EL Honig

Den Fenchel in Wasser kochen und fein pürieren. Vom erkalteten Fenchelbrei 90 ml abmessen und mit Honig und Weingeist mischen. 3 Wochen an einem warmen Ort mazerieren lassen. Anschließend abseihen und das Fenchelöl zutropfen. In einer gut schließenden Flasche aufbewahren.

Zur Anwendung 1 EL Fenchelpräparat mit 1/4 l Wasser mischen.

Haltbarkeit: 3 – 4 Monate.

Empfindliche Haut

Calendula-Lotion

6 EL getrocknete Calendulablüten (Ringelblumen)
oder 12 EL frische
100 ml Wasser
30 ml Weizenkeimöl
10 ml Mandelöl
5 Tr. Zitronensaft

Gleichzeitig einen Auszug aus Calendulablüten und Wasser herstellen sowie die Öle vorsichtig im Wasserbad erwärmen. 80 ml des Auszugs dem Öl beimischen und den Zitronensaft unterrühren, bis keine Schlieren mehr vorhanden sind.

Die vollständig ausgekühlte Lotion in eine Flasche umgießen und sorgfältig verschließen.

Haltbarkeit: 3 – 4 Monate.

Johanniskraut-Wasser

6 EL getrocknete Johanniskrautblüten oder 10 EL frische
1 l Wasser
10 Tr. Johanniskrautöl

Aus Blüten und Wasser einen Aufguß herstellen. Mit Johanniskrautöl mischen. Abseihen. In einer gut schließenden Flasche aufbewahren.

Haltbarkeit: 3 – 4 Wochen.

Birken-Lotion

15 EL Birkenblätter und -rindestückchen, getrocknet
1 l Wasser
10 Tr. Melissenöl

Aus Blättern, Rindenstückchen und Wasser einen Aufguß herstellen. Mit Melissenöl mischen. Abseihen. Die vollständig erkaltete Lotion luftdicht verschließen und kühl aufbewahren.

Haltbarkeit: 10 – 14 Tage.

Mischhaut

Tomaten-Lotion

10 Tr. Zitronensaft
2 Fleischtomaten
30 ml Jojobaöl
1 EL Honig

Aus den gut zerteilten Tomaten und dem Jojobaöl ein Mazerat herstellen. 3 Wochen mazerieren. Anschließend abseihen. Mit Zitronensaft und Honig im Wasserbad erwärmen, bis keine Schlieren mehr gebildet werden.

Erkaltet in eine luftdichte Flasche füllen und zimmerwarm aufbewahren. Verdünnt im Verhältnis 1:3 mit Vollmilch anwenden.

Haltbarkeit: 3 – 4 Wochen.

Walnuß-Tonik

10 Walnüsse
10 EL Branntwein
600 ml heißes Wasser
10 Tr. Walnußöl

Die Nüsse mahlen und mit Branntwein bedecken. 2 Wochen zimmerwarm stehen lassen. Anschließend gründlich abseihen und mit heißem Wasser mischen. Walnußöl beitropfen und die erkaltete Lotion in ein dunkles, gut schließendes Gefäß umgießen.

Haltbarkeit: 6 Monate.

Hopfen-Lotion

3 EL Hopfenzäpfchen
1 l Wasser

Aus Hopfen und Wasser einen Aufguß kochen. 20 Minuten ziehen lassen. Abseihen. Sofort anwenden. Die beste Wirkung wird mit einer leicht erwärmten Lotion erzielt.

Haltbarkeit: 5 – 8 Tage.

Löwenzahn-Lotion

6 EL Löwenzahnwurzeln (am besten frisch)
1 l Wasser
3 EL Minzeblüten und -blätter
10 Tr. Zitronensaft

Aus allen Pflanzenteilen und Wasser einen Aufguß herstellen. Die Flüssigkeit abseihen und mit Zitronensaft mischen. In einem lichtsicheren Gefäß gut verschließen. Reichlich anwenden.

Haltbarkeit: 8 – 10 Tage.

Akne-Haut

Weizen-Lotion

4 EL Weizenmehl
1 TL Meersalz
6 EL Ringelblumenblüten, getrocknet
1 l Wasser

Aus Ringelblumen und Wasser einen Aufguß herstellen. Sofort abseihen. Mit Mehl und Salz vermengen und leicht erwärmen. Die Mischung 3 Tage ziehen lassen. Anschließend mit heißem Wasser übergießen, danach abseihen.

Zur Duftverfeinerung mit einem Pflanzenduftöl Ihrer Wahl versetzen.

Haltbarkeit: 8 Tage.

Kräuter-Wasser

1 EL Salbeiblüten und -blätter
1 EL Rosmarin
1 EL Minze
1 EL Estragon
200 ml Wasser
20 ml 90 %iger Weingeist

Aus allen Pflanzenteilen und Wasser einen Aufguß herstellen. Abseihen und erkalten lassen. Nun den Weingeist unterrühren. Die Flüssigkeit in eine dunkle Flasche füllen und kühl aufbewahren.

Haltbarkeit: 3 – 4 Wochen.

Kamillen-Johanniskraut-Tonik

4 EL Kamillenblüten
2 EL Johanniskrautblüten
8 EL Branntwein
200 ml Wasser

Die Pflanzenteile mit Branntwein bedecken und bei Zimmerwärme 2 Wochen ziehen lassen. Abseihen und mit heißem Wasser übergießen. Die ausgekühlte Lotion in eine Flasche füllen, gut verschließen und kühl aufbewahren.

Haltbarkeit: 3 – 4 Wochen.

Möhren-Gurken-Lotion

2 große Möhren (Karotten)
1/2 Salatgurke
4 EL Zitronenmelisseblätter
10 Tr. Melissenöl
1 l Wasser

Möhren fein raffeln. Die Gurke ungeschält in Stiftchen schneiden. Die Zitronenmelisse beifügen. Mit Wasser 5 Minuten aufkochen. 30 Minuten durchziehen lassen. Abseihen. In die erkaltete Lotion Melissenöl zur Duftverbesserung einrühren. Sofort in ein dunkles Gefäß umgießen, frisch aufbewahren.

Haltbarkeit: 8 – 10 Tage.

Gesichtsdampfbäder

Heidekraut-Dampfbad

50 g Heidekrautblüten und -stengel, frisch oder getrocknet
400 ml Wasser
1/2 Zitrone

Pflanzenteile in einen Topf geben. Mit kochendem Wasser übergießen. 10 Minuten auf der Flamme ziehen lassen. Die zerkleinerte Zitrone dazugeben. Weitere 10 Minuten ziehen lassen. Dabei den Topfdeckel geschlossen halten. Abkühlen lassen.

Über das gerade eben erträglich heiße Dampfbad den Kopf beugen. Über Kopf und Gefäß ein großes Tuch legen, so daß die Ränder fest auf dem Tisch aufliegen. Die heiße Dampflösung 15 Minuten auf die Haut einwirken lassen. Anschließend das Gesicht eiskalt abspülen. Danach die Haut nur sanft trockentupfen und erst eine halbe Stunde später eine milde Gesichtscreme auftragen.

Brennessel-Dampfbad

25 g Brennesselpflanze, getrocknet oder 50 g frische Pflanze
10 g Birkenblätter, getrocknet oder 20 g frisch
1 l Wasser

Aus Pflanzenteilen und Wasser einen Aufguß herstellen. Etwas abkühlen lassen.

Zur Anwendung das Gesicht über den dampfenden Topf beugen und mit einem großen Tuch bedecken. 15 Minuten so verbleiben. Anschließend das Gesicht mit einem angewärmten Handtuch sanft trocknen. Eine Pflegemaske auftragen.

Johanniskraut-Dampfbad

60 g frische Johanniskrautblüten und -blätter
oder 40 g getrocknete Pflanze
1 l Wasser
6 Tr. Johanniskrautöl

Aus Johanniskraut und Wasser einen Aufguß herstellen wie unter Heidekraut-Dampfbad beschrieben. Jedoch nur 8 Minuten ziehen lassen. Danach das Johanniskrautöl zutropfen und gut verrühren.

Das Gesicht über den heißen Dampf beugen. Darauf achten, daß dieser nicht mehr verbrennen kann! Mit einem Tuch Kopf und Gefäß umschließen. 15 Minuten einwirken lassen.

Anschließend das Gesicht sehr kalt abspülen. Eine milde Pflegecreme kann sofort aufgetragen werden.

Ringelblumen-Dampfbad

40 g Ringelblumenblüten, getrocknet oder 60 g frische Pflanze
1,5 l Wasser

Wasser aufkochen. Pflanzenteile darin 15 Minuten ziehen lassen.

Anschließend einmal kurz aufwallen lassen.

Das Gesicht über den heißen Dampf beugen. Mit einem großen Tuch abdecken, so daß Kopf und Gefäß vollkommen verhüllt sind.

15 Minuten so verharren.

Anschließend das Gesicht mit sehr kaltem Wasser abspülen.

Dazu am besten Eiswürfel in eine Schüssel mit Wasser oder ins volle Waschbecken geben.

Eine leichte Pflegecreme oder wirksame Nachtcreme kann sofort aufgetragen werden.

Gesichtskompressen

Alle hier vorgeschlagenen Rezepte sollten sofort verwendet werden.

Lavendelblüten-Kompresse

50 g getrocknete Lavendelblüten oder 80 g frische
1 EL Sahnequark
80 ml Wasser

Pflanzenteile in kochendes Wasser geben. Sofort vom Herd nehmen und mit dem Deckel abdecken. 15 Minuten ziehen lassen. Abseihen. Dabei die Pflanzenteile gut durch ein feines Mulltuch ausdrücken.

Die Pflanzen in eine kleine Schale geben und, falls nötig, fein zerhacken. Mit dem Quark vermengen. Dabei 2 EL Aufguß unterrühren.

Mit der fertigen Masse das Gesicht bestreichen. Die Augenpartie aussparen. Nun ein sauberes Leintuch über das Gesicht legen. Ein erwärmtes Handtuch darauf decken. 20 Minuten einwirken lassen.

Je mehr Ruhe Sie bei dieser Behandlung haben, umso besser wird die Wirkung sein.

Anschließend das Gesicht mit reichlich warmem Wasser reinigen.

Zuletzt mit einem eiskalten Guß nachspülen.

Eine halbe Stunde später Pflegemittel wie gewohnt auftragen.

Hamamelis-Kompresse

30 g getrocknete Hamamelisblätter (Apotheke)
400 ml Wasser

Pflanzenteile mit Wasser kurz aufkochen und einmal kräftig aufwallen lassen. Nach dem vollständigen Erkalten abseihen.

Die Pflanzenblätter gründlich ausdrücken.

Mit der fertigen Lotion eine feine Mullbinde tränken. Diese feucht über das Gesicht legen. Mit einem heißen Handtuch abdecken. Abkühlen lassen. Dann den Vorgang wiederholen. Insgesamt über einen Zeitraum von 20 Minuten.

Anschließend Gesicht sanft trockentupfen, falls nötig. Ein mildes Pflegemittel auftragen.

Löwenzahn-Kompresse

30 große Löwenzahnblätter, möglichst im zeitigen Frühjahr gepflückt
300 ml Wasser

Die Löwenzahnblätter mit kochendem Wasser übergießen. Sie müssen vollständig bedeckt sein. Es ist eventuell etwas mehr Wasser erforderlich. 15 Minuten ziehen lassen. Dann einmal kurz aufwallen lassen.

Die Blätter vorsichtig herausheben und sanft ausdrücken.

Mit der Blättermasse das Gesicht vollständig bedecken, die Augenpartie jedoch aussparen. Ein sauberes Handtuch über das Gesicht legen. 15 Minuten so verharren. Dabei möglichst in einem gut belüfteten Raum liegen.

Anschließend das Gesicht mit lauwarmem Wasser und einem milden Gesichtswasser klären.

Der Löwenzahnaufguß läßt sich gut als Tee zur Blutreinigung verwenden. Achtung, stark harntreibend!

Wein-Kompresse

20 frische Weinblätter
5 frische Efeublätter
100 ml Weißwein, trocken

Den Weißwein erhitzen, nicht kochen. Das fein zerhackte Laub dazugeben. Einmal kurz aufwallen lassen. 15 Minuten auf kleinster Flamme ziehen lassen. Abseihen.

Das Laub in ein feines Mulltuch einschlagen. Dieses fest auf das Gesicht drücken. Mit dem Aufguß tränken. Dann mit einem handwarmen Handtuch abdecken. 10 Minuten in Ruhe verharren, dabei möglichst in einem gut belüfteten Raum liegen.

Anschließend das Gesicht mit kaltem Wasser abspülen. Etwa eine halbe Stunde später wie gewohnt Pflegepräparate auftragen.

Sauerampfer-Kompresse

60 g frischer Sauerampfer
10 g frischer Spitzwegerich oder Breitwegerich
1 Eigelb
200 ml Wasser

Die fein gewiegten, unbedingt frisch gepflückten Pflanzenteile mit kochendem Wasser übergießen. 15 Minuten ziehen lassen. Abseihen.

Die Pflanzenteile sofort auf dem gereinigten Gesicht verteilen. Die Augenpartie aussparen. Mit einem handwarmen Handtuch abdecken. 15 Minuten einwirken lassen.

Anschließend das Gesicht mit sehr kaltem Wasser reinigen. Sofort eine milde Pflegecreme auftragen.

Schafgarben-Kompresse

60 g frische oder 40 g getrocknete Schafgarbe
1 EL Bienenhonig
150 ml Wasser

Die fein zerhackten Pflanzenteile mit kochendem Wasser übergießen. 20 Minuten auf kleinster Flamme köcheln lassen. Vom Herd stellen und nochmals 10 Minuten ziehen lassen. Danach abseihen. Die gut durch ein feines Mulltuch ausgedrückten Pflanzenteile mit Bienenhonig vermengen und 10 Minuten ruhen lassen.

Die fertige Masse dick auf dem Gesicht verstreichen, dabei die Augenpartie aussparen. 20 Minuten unter einem handwarmen Leintuch einwirken lassen.

Anschließend das Gesicht lauwarm abspülen und mit kaltem Wasser nachklären. Sofort eine milde Pflegecreme auftragen.

Weißdorn-Kompresse

30 g frische Weißdornblüten und -blätter
10 g frische Schlehenblüten oder 5 g getrocknete Pflanze
500 ml Wasser

Alle Pflanzenteile mit kochendem Wasser übergießen. Auf kleinster Flamme 20 Minuten ziehen lassen, danach abseihen. Die Pflanzen gut durch ein feines Mulltuch ausdrücken.

Ein kleines Handtuch oder Leintuch in der so gewonnenen Flüssigkeit tränken und warm über das Gesicht legen. 15 Minuten einwirken lassen. Dabei das Handtuch mehrmals neu tränken.

Anschließend lauwarm abwaschen und eine milde Pflegesubstanz einmassieren.

Lindenblüten-Kompresse

20 frische Lindenblütenstände
19 frische Lindenblätter
20 g getrocknete Kamillenblüten
500 ml Wasser

Alle Pflanzenteile in einen Topf geben und mit kochendem Wasser übergießen. Auf kleiner Flamme ziehen lassen, keinesfalls kochen!

Nach 20 Minuten den Topf vom Herd nehmen und abkühlen lassen.

Die durch ein Mulltuch gut ausgedrückten Pflanzenteile in eine doppelt gefaltete Lage feinen Leintuchs geben. Daraus ein etwa gesichtsgroßes Päckchen formen.

Das gefüllte Leintuch-Päckchen über das Gesicht legen und mindestens 15 Minuten darauf wirken lassen. Wünschenswert wäre, das Tuch mehrmals im Aufguß zu tränken.

Anschließend das Gesicht mit einem milden Gesichtswasser erfrischen. Eine leichte Pflegecreme kann sofort aufgetragen werden.

Peelings

Haferflocken-Peeling

10 EL grobe Haferflocken
10 EL Vollmilch
5 Tr. Zitronensaft

Alle Zutaten zu einem dicken, körnigen Brei verrühren.

Gleichmäßig auf die Haut verteilen, die zarte Augenpartie jedoch ausklammern. Nun das Haferflocken-Peeling mit kreisenden Bewegungen einmassieren. 5 Minuten einwirken lassen.

Nutzen Sie die kurze Pause zur Entspannung. Anschließend das Peeling zart abreiben und zuletzt mit reichlich lauwarmem Wasser abspülen.

Haltbarkeit: 3 Tage.

Mandelkleie-Peeling

10 ungeschälte Mandeln
4 EL Buttermilch

Die ungeschälten Mandeln fein mahlen. Mit Buttermilch vermengen und 12 Stunden ziehen lassen.

Den fertigen Brei auf die Gesichtshaut auftragen und sanft kreisend verreiben. Anschließend mit reichlich lauwarmem Wasser abspülen.

Haltbarkeit: 3 – 5 Tage.

Walnuß-Peeling

10 EL grob gemahlene Walnüsse
1 Becher Naturjoghurt
1 TL Honig

Alle Zutaten zu einem Brei verrühren und auf die Gesichtshaut verteilen. Antrocknen lassen. Vorsichtig abrubbeln. Zuletzt mit reichlich kaltem Wasser nachspülen.

Haltbarkeit: 3 Tage.

Weizenkleie-Peeling

5 EL Weizenkleie
1 TL Weizenmehl
10 EL Vollmilch
1/2 TL Meersalz

Aus allen Zutaten einen Brei herstellen. 3 Stunden durchziehen lassen. Vorsichtig auf die Gesichtshaut auftragen, dabei die Augen aussparen. Den Brei antrocknen lassen. Dann sacht abrubbeln und mit einem zarten Gesichtswasser klarspülen.

Haltbarkeit: 5 – 8 Tage.

Seesand-Peeling

1 TL feinster Seesand (aus dem Urlaub mitbringen)
1 EL Roggenmehl
1 EL süße Sahne

Die Zutaten zu einem Brei verrühren und sofort auf die Gesichtshaut auftragen. Mit vorsichtig kreisenden Bewegungen in die Haut einmassieren und mit sehr viel frischem Wasser abspülen.

Masken

Normale Haut

Eiweiß-Maske

1 Eiweiß
2 EL süße Sahne

Eiweiß zu Schnee und die Sahne steif schlagen. Vorsichtig miteinander mischen, so daß eine homogene Masse entsteht.

Die Eiweiß-Maske reichlich auftragen. Eine halbe Stunde einwirken lassen. Mit viel lauwarmem Wasser abspülen.

Da diese Maske sehr straffend wirkt, höchstens einmal wöchentlich anwenden.

Haltbarkeit: 1 Tag.

Fenchel-Honig-Maske

1 TL Honig
2 EL Fenchelsamen
1/4 l Wasser

Überbrühen Sie den Fenchelsamen mit Wasser. 15 – 20 Minuten ziehen lassen. Abseihen. Den Honig in der heißen Flüssigkeit auflösen. Einen Waschlappen mit der handwarmen Fenchelmischung tränken und 15 – 20 Minuten über Ihr Gesicht legen. Zur besseren Wirkung mit einem Handtuch abdecken.

Haltbarkeit: 2 Tage.

Eigelb-Maske

1 Eigelb
1/2 Eierschale Mandelöl
1/2 Eierschale süße Sahne
1 TL Mehl (Weizen)

Verquirlen Sie Eigelb, Mehl und Mandelöl zu einem streichfähigen Brei. Anschließend die steif geschlagene Sahne unterheben.

Die fertige Maske messerrückendick auftragen und zart in die Haut einklopfen. Zusätzlich 10 – 15 Minuten einwirken lassen. Danach mit reichlich lauwarmem Wasser abwaschen.

Haltbarkeit: 2 Tage.

Milch-Gelee

1 EL Honig
1/8 l Milch
1 Beutel weiße Gelatine

Die Gelatine nach Vorschrift auflösen. Milch und Honig unterrühren. Im Kühlschrank erstarren lassen.

Die fertige Maske dünn auftragen und sanft in die Haut einmassieren. Dabei besonders Mund- und Nasenwurzelfalten beachten. Wenn die dünne Schicht eingezogen ist, eine dicke Schicht darübergeben und 10 Minuten einwirken lassen.

Anschließend mit reichlich lauwarmem Wasser abwaschen. Kalt nachspülen.

Haltbarkeit: 3 Tage.

Fette Haut

Gurken-Maske

1 EL Jojobaöl
30 g Salatgurke
1 TL feines Weizenmehl
1 TL Zitronensaft

Jojobaöl mit Zitronensaft gut verrühren. Die fein pürierte, mit der Schale verwendete Gurke zufügen. Das Weizenmehl unterheben.

Die fertige Maske sofort verwenden. 10 – 15 Minuten einwirken lassen.

Rosmarin-Creme-Maske

2 EL Rosmarin
50 ml Wasser
5 g ungebleichtes Bienenwachs
8 g Kakaobutter
30 ml Mandelöl
1/4 l süße Sahne

Aus Rosmarin und Wasser einen Aufguß herstellen. 10 Minuten ziehen lassen. Abseihen. Bienenwachs, Kakaobutter und Mandelöl im Wasserbad schmelzen. 40 ml vom Rosmarin-Aufguß dazugeben und aus dem Wasserbad nehmen. Mit dem Handrührer kräftig schlagen. Sobald die Creme dicklich wird, die steife Sahne unterheben und vollends kaltrühren.

Die fertige Maske reichlich auftragen. 20 Minuten einwirken lassen. Mit viel lauwarmem Wasser abwaschen. Den Rest in einer gut schließenden Cremedose kühl aufbewahren.

Haltbarkeit: 2 Wochen.

Hafer-Hefe-Maske

2 EL Sojaöl
2 EL Mandelöl
1/2 TL Bierhefe
5 EL feines Hafermehl
5 Tr. Melissenöl

Das Öl in einer Rührschüssel mischen. Dann die Bierhefe dazugeben und sorgfältig verrühren. Das Hafermehl in kleinen Portionen untermengen, bis ein streichfähiger Brei entstanden ist. Zuletzt das Melissenöl unterrühren. Die fertige Maske in einer Cremedose fest verschließen. Kühl aufbewahren.

Zur Anwendung 1 EL der Maske mit 1 TL warmem Wasser verrühren und auf das Gesicht auftragen. 10 – 15 Minuten einwirken lassen. Mit viel warmem Wasser abwaschen.

Haltbarkeit: 3 Wochen.

Karotten-Maske

1 große, ungeschälte Karotte
100 ml Wasser
3 EL feines Roggenmehl
1 TL Bierhefe
3 EL Sojaöl

Die zerkleinerte Karotte im Wasser gar kochen und abkühlen lassen. Das Roggenmehl in die lauwarme Flüssigkeit einrühren, bis ein streichfähiger Brei entstanden ist. (Bei Bedarf etwas mehr Mehl zugeben.) Die Bierhefe und das Öl unterrühren. Die Maske in einer gut schließenden Dose kühl aufbewahren.

Sehr kühl auf die Haut auftragen. 10 – 15 Minuten einwirken lassen. Mit reichlich lauwarmem Wasser abwaschen.

Haltbarkeit: 1 Woche.

Trockene Haut

Rizinus-Maske

5 EL süße Sahne
1 TL Weizenkeimöl
3 TL Rizinusöl
5 g Kakaobutter
2 EL Kartoffelmehl

Weizenkeim- und Rizinusöl mit Kakaobutter im Wasserbad schmelzen. Das Kartoffelmehl unterrühren und erkalten lassen. Unter den Ölbrei die steif geschlagene Sahne heben.

Die fertige Rizinus-Maske in einem fest schließenden Gefäß im Kühlschrank aufbewahren.

Zur Anwendung die Maske dünn auftragen und sanft einmassieren. Anschließend eine dicke Schicht darüber streichen und 15 Minuten einwirken lassen. Mit reichlich warmem Wasser abwaschen.

Haltbarkeit: ca. 10 Tage.

Avocado-Maske

1 überreife Avocado
1 EL Avocadoöl
1 Eigelb

Das Fruchtfleisch aus der halbierten Avocado löffeln und sehr fein pürieren. Anschließend das Eigelb unterquirlen und das Avocadoöl beimischen.

Die fertige Maske sofort anwenden. 15 Minuten einwirken lassen. Mit lauwarmem Wasser nachspülen. Verteilen Sie die Maske großzügig über Hals und Dekolleté.

Sie werden von der Wirkung erstaunt sein.

Weizen-Maske

1 EL Weizenkeimöl
2 EL Mandelöl
4 Tr. Zitronenöl
4 EL Weizenmehl

Weizenkeim- und Mandelöl gut vermischen. Danach in kleinen Portionen das Weizenmehl einrühren, bis alle Klümpchen aufgelöst sind. Zuletzt das Zitronenöl (oder ein anderes Parfümöl) unterziehen. Die fertige Maske gut verschlossen aufbewahren.

Zur Anwendung 1 EL Maske mit 1 TL Wasser verrühren. 15 Minuten einwirken lassen. Zur Verbesserung der Wirksamkeit einen in heißem Wasser ausgewrungenen Waschlappen über das Gesicht legen. Anschließend mit reichlich Wasser abspülen.

Haltbarkeit: 3 Wochen.

Hamamelis-Maske

3 EL Hamameliswasser
2 g Kakaobutter
3 EL Mandelöl
1 EL Rizinusöl
3 Tr. Melissenöl

Kakaobutter, Mandel- und Rizinusöl im Wasserbad erwärmen und vermischen. Das Hamameliswasser auf 60 Grad erwärmen und der Ölmischung beimengen. Gut rühren!

In die handwarme fertige Maske das Melissenöl einquirlen.

Etwa 10 – 15 Minuten aufliegen lassen. Mit viel lauwarmem Wasser abwaschen.

Die restliche Maske gut verschließen und kühl aufbewahren.

Zur erneuten Anwendung einen in heißem Wasser ausgewrungenen Waschlappen über das Gesicht legen.

Haltbarkeit: 3 Tage.

Löwenzahn-Quark-Maske

10 frische Blütenstengel mit Blättern oder
2 EL getrocknete Pflanzenteile (Apotheke)
60 ml Wasser
3 EL Sahnequark
1 EL Sahne, steif geschlagen

Löwenzahn mit Wasser aufkochen. Den Topf vom Feuer nehmen und 15 Minuten nachziehen lassen. Abseihen und vom Aufguß 40 ml abnehmen. Sobald dieser erkaltet ist, in den Quark einrühren. Die steife Sahne unterziehen.

Da die Sahne rasch zerfällt, diese Maske sofort anwenden.

Reichlich über Gesicht und Dekolleté verteilen, 15 – 20 Minuten wirken lassen. Mit reichlich lauwarmem Wasser abspülen.

Haltbarkeit: 8 Tage.

Ringelblumen-Sahne-Maske

20 frische Ringelblumen (Calendula) mit Blüte, Stengel und Blättern
4 EL Sahne, steif geschlagen

Aus der frischen Pflanze im Entsafter einen Saft gewinnen.

Diesen vorsichtig unter die sehr steif geschlagene Sahne heben.

Die Maske sofort anwenden. 15 – 20 Minuten einwirken lassen. Mit einem weichen Tuch entfernen. Die verbleibenden Reste sanft in die Haut einklopfen.

Brennessel-Honig-Maske

3 EL Brennessel, getrocknet
50 ml Wasser
1 TL Honig
2 EL Weizenmehl
1 TL Brennesselöl (Apotheke)

Aus Brennesselpflanze und Wasser einen Aufguß herstellen. 20 Minuten ziehen lassen. Abseihen. Weizenmehl unterrühren, bis ein geschmeidiger Brei entstanden ist. Nun Brennesselöl und Honig unterquirlen.

Die fertige Maske 3 Wochen in einem gut schließenden Gefäß an einem dunklen Ort aufbewahren.

Zur Anwendung im Wasserbad leicht erwärmen. Reichlich auftragen. 15 Minuten einwirken lassen, danach mit reichlich lauwarmem Wasser abspülen.

Haltbarkeit: 14 Tage.

Schafgarben-Gelee

1 Päckchen/1 Blatt weiße Gelatine
4 EL frische Himbeerblätter oder 2 EL getrocknete
4 EL frische Schafgarbenblüten oder 2 EL getrocknete
80 ml Wasser

Aus den fein zerschnittenen Pflanzenteilen mit Wasser einen Aufguß herstellen. 15 Minuten auf kleiner Flamme ziehen lassen. Abseihen. In den Aufguß nach Vorschrift die Gelatine geben und ausquellen lassen. Zum vollständigen Erstarren die Maske in den Kühlschrank stellen.

Sehr kalt anwenden. 20 – 30 Minuten einwirken lassen. Mit reichlich lauwarmem Wasser abspülen. Anschließend Nährpräparat auftragen.

Haltbarkeit: 10 Tage.

Walnuß-Essig-Maske

10 Walnüsse
10 frische Walnußblätter oder 5 TL getrocknete
100 ml Weinessig

Walnüsse sehr fein mahlen. Die geschnittenen Blätter unter das Nußmehl mengen. Alles mit Weinessig übergießen, bis dieser die feste Masse vollständig bedeckt. 14 Tage in einer fest schließenden, dunklen Flasche an einem warmen Ort durchziehen lassen. Nun die Essenz gut durchschütteln.

Zur Anwendung 1 TL der Maske auf das feuchte Gesicht verteilen und 10 – 15 Minuten einwirken lassen.

Haltbarkeit: 6 Monate.

Johanniskraut-Maske

5 EL frisches oder getrocknetes Johanniskraut
(Blüten, Blätter, Stengel)
5 EL Zinnkraut
100 ml kaltes Wasser
2 EL Hafermehl
5 Tr. Zitronenöl

Aus den Pflanzenteilen mit Wasser einen Kaltansatz bereiten und 10 – 12 Stunden ziehen lassen. Abseihen und 50 ml abnehmen, den Rest kühl aufbewahren. Mit Hafermehl zu einem streichfähigen Brei rühren. Zitronenöl untermengen.

1 TL der fertigen Maske auf das Gesicht verteilen, 15 Minuten einwirken lassen. Danach die angetrocknete Maske zart abrubbeln. Mit viel lauwarmem Wasser abwaschen.

Haltbarkeit: 10 Tage.

Klee-Zitronen-Maske

4 EL Kleepflanzen frisch oder getrocknet
50 ml Wasser
1 Zitrone, ungespritzt
1 Eiweiß
1 TL Kartoffelmehl

Aus Klee, Zitronenschale und Wasser einen Aufguß herstellen; 10 Minuten neben dem Herd ziehen lassen. Abseihen. In die heiße Flüssigkeit das aufgelöste Kartoffelmehl einrühren und quellen lassen. Den Zitronensaft zugeben. Unter die vollständig erkaltete, dickliche Masse den steifen Eischnee einrühren.

Die fertige Maske sofort anwenden. 10 – 15 Minuten einwirken lassen, anschließend das Gesicht zart massieren und nochmals 5 Minuten ruhen. Nun mit reichlich lauwarmem Wasser spülen und eine leichte Pflegecreme einklopfen.

Haltbarkeit: 5 Tage.

Löwenzahn-Hefe-Maske

1 EL Löwenzahnwurzeln, frisch
100 ml Wasser
1/2 TL Bierhefe
1 TL Weizenkleie

Die fein gehackten Löwenzahnwurzeln 10 – 12 Stunden in kaltem Wasser einweichen. Anschließend den Kaltansatz leicht anwärmen. Abseihen. In die erwärmte Flüssigkeit die Hefe einrühren und ziehen lassen. Danach Weizenkleie zugeben und luftig abgedeckt an einem warmen Ort 30 Minuten ziehen lassen.

Die Maske großzügig über Gesicht, Hals und Dekolleté verteilen. 15 – 20 Minuten wirken lassen. Die angetrocknete Maske zart abreiben. Mit lauwarmem Wasser abwaschen.

Haltbarkeit: 10 Tage.

Tagescreme/Nachtcreme

Normale Haut

Kräuter-Creme

1 EL Melissenblätter, frisch oder getrocknet
1 EL Minze, frisch oder getrocknet
1 EL Aprikosenblüten, frisch oder getrocknet
100 ml Wasser
1 TL Weizenkeimöl
1 TL Mandelöl
1 Msp. Borax
1 EL gelbes Bienenwachs
1 EL Stearinsäure

Aus Pflanzen und Wasser einen Kaltaufguß ansetzen. 12–14 Stunden einweichen, danach abseihen. Weizenkeimöl, Mandelöl und Stearinsäure im Wasserbad erwärmen. 1 EL vom Kaltaufguß abnehmen, erwärmen und den Borax darin auflösen. Zu dem erwärmten Ölgemisch geben. Den restlichen Kaltaufguß ebenfalls zart erwärmen und dem Ölgemisch beigeben. Den Topf von der Herdplatte nehmen. Sehr schnell die dicklich-gelbe Flüssigkeit rühren. Es bildet sich eine milchig-gelbe Creme. Mit kleinerer Geschwindigkeit vollends kaltrühren.

Gut verschlossen kühl aufbewahren.

Haltbarkeit: 10 Tage.

Zitronen-Creme

1 EL reines gelbes Bienenwachs
1 EL Stearinsäure
3 EL Jojobaöl
1 Msp. Borax
3 EL Wasser
1 EL Kakaobutter
5 Tr. Zitronenöl

Wachs, Jojobaöl, Stearinsäure und Kakaobutter im Wasserbad mild schmelzen. Den Borax in heißem Wasser auflösen und der Wachsschmelze zufügen. Das Gefäß von der Kochstelle nehmen. Sehr rasch rühren, bis eine weiße Flüssigkeit entstanden ist. Nun das Zitronenöl als Duftkomponente beigeben und die Creme kaltrühren.

Die fertige Creme gut verschlossen und kühl aufbewahren.

Haltbarkeit: 14 Tage.

Mandel-Soja-Creme

2 EL Sojaöl
1 EL Weizenkeimöl
3 EL Mandelöl
3 EL weißes Bienenwachs
1 1/2 EL Stearinsäure
1 Msp. Borax
30 ml Wasser

Wachs, Stearinsäure und Öle im Wasserbad schmelzen. Den in heißem Wasser gelösten Borax zufügen. Den Topf von der Herdplatte nehmen. Sehr schnell kaltrühren.

Gut verschlossen und kühl aufbewahren.

Haltbarkeit: 10 Tage.

Kakaobutter-Creme

3 EL Weizenkeimöl
1 EL Mandelöl
1 TL Rosmarinblüten, frisch oder getrocknet
1 TL Thymianblüten, frisch oder getrocknet
1 TL Lavendelblüten, frisch oder getrocknet
1 EL weißes Bienenwachs
1 1/2 EL Kakaobutter
1 EL Stearinsäure
1 Msp. Borax
25 ml Wasser
5 Tr. Rosenöl

Aus Ölen und Blüten ein Mazerat herstellen. 3 – 4 Wochen ziehen lassen. Bienenwachs, Kakaobutter und Stearinsäure im milden Wasserbad erwärmen. Den in heißem Wasser gelösten Borax beifügen. Den Topf von der Feuerstelle nehmen. In die abgekühlte Masse das Rosenöl einrühren. Vollends kaltschlagen.

Gut verschlossen und kühl aufbewahren.

Haltbarkeit: 10 – 14 Tage.

Honig-Creme

2 EL Honig, kaltgeschleudert
2 EL Weizenkeimöl
1 Eigelb
2 EL neutrale, weiße Creme

Alle Zutaten sehr kühl verwenden! Aus Honig, Öl und Eigelb einen dicklich zähen Brei herstellen.

Gründlich mit Creme vermischen, indem man diese teelöffelweise unterzieht. In ein gut schließendes Gefäß streichen und kühl aufbewahren.

Haltbarkeit: 5 Tage.

Mandel-Creme

3 EL Mandelöl
1 EL Kakaobutter
2 TL Apfelessig
3 EL Lanolin

Das Lanolin im Wasserbad schmelzen, Öl und Kakaobutter hinzufügen.

Sobald sich alles vollständig aufgelöst hat, den Apfelessig tropfenweise unterrühren. Die Masse von der Feuerstelle nehmen und kaltrühren.

Die fertige Creme in ein Schraubdeckelglas füllen, kühl aufbewahren.

Haltbarkeit: 10 Tage.

Lavendel-Creme

10 EL Vaseline
5 EL weißes Bienenwachs
1 TL Honig
1 EL Borax
20 Tr. Lavendelöl
10 EL Wasser

Borax in Wasser auflösen und beiseite stellen. Inzwischen das Bienenwachs im Wasserbad schmelzen und die Vaseline sorgfältig unterrühren. Sobald keine Rückstände mehr vorhanden sind, das Borax-Wasser zugeben.

Den Topf von der Feuerstelle nehmen und die Masse kaltrühren. Dabei das Lavendelöl langsam zutropfen.

Die fertige Creme in ein gut schließendes Schraubdeckelgefäß streichen.

Haltbarkeit: ca. 4 Wochen.

Sonnenblumen-Creme

5 EL gelbes Bienenwachs
10 EL Sonnenblumenöl, kaltgepreßt
1 TL Borax
20 ml Wasser

Borax in Wasser auflösen und beiseite stellen. Gleichzeitig das Wachs im Wasserbad schmelzen und das Sonnenblumenöl sehr vorsichtig unterrühren. Danach die Borax-Mischung unterrühren.

Den Topf von der Feuerstelle nehmen. Kaltrühren, bis eine dicke Creme entstanden ist.

Diese in ein gut schließendes Gefäß streichen. Kühl aufbewahren.

Haltbarkeit: ca. 4 Wochen.

Kartoffel-Creme

6 EL weißes Bienenwachs
12 EL Jojobaöl
10 EL Kartoffelwasser ohne Rückstände
1 TL Borax

Borax in etwas Kartoffelwasser (fällt beim normalen Kartoffelkochen reichlich an) auflösen und beiseite stellen. Zugleich das Bienenwachs im Wasserbad schmelzen und das Jojobaöl unterrühren. Zuletzt das Borax-Wasser zufügen. Den Topf vom Herd nehmen und kaltrühren. Die Creme darf nicht klumpen!

Nun in ein geeignetes Gefäß mit Deckel streichen und kühl aufbewahren.

Haltbarkeit: ca. 4 Wochen.

Fette Haut

Holunder-Creme

30 g frische Holunderblüten
10 g frische Holunderblätter
2 EL Sesamöl
2 EL Mandelöl
2 EL Apfelessig
1 TL Honig
6 EL Bienenwachs, gelb
1 TL Borax
400 ml Wasser
20 Tr. Melissenöl oder ein anderes beliebiges Duftöl

Holunderblüten und fein zerhackte Blätter mit kochendem Wasser übergießen.

10 Minuten zugedeckt ziehen lassen. Abseihen und alle Pflanzenteile gut durch ein feines Mulltuch ausdrücken. Borax in etwas Holunderaufguß auflösen. Wachs und Öle im Wasserbad schmelzen. Den Apfelessig sowie den Holunderaufguß mit dem gelösten Borax dazu geben. Den Topf vom Herd stellen. Die cremige Masse kaltrühren, dabei das Melissenöl zugeben.

In ein gut schließendes Gefäß streichen. Kühl aufbewahren.

Haltbarkeit: ca. 4 Wochen.

Schwertlilien-Creme

1 EL Schwertlilienwurzel, frisch oder getrocknet
1 EL Augentrost, frisch oder getrocknet
2 EL Olivenöl
2 Eigelb
4 EL Lanolin

Aus Pflanzen und Olivenöl ein Mazerat herstellen. 3 Wochen ziehen lassen. Abseihen.

Das Lanolin im Wasserbad auflösen. Das Mazerat hinzufügen und rühren, bis eine klare Schmelze entstanden ist. Den Topf vom Herd nehmen. Unter Rühren erkalten lassen. Vor dem vollständigen Auskühlen das verquirlte Eigelb zufügen.

Die fertige Creme gut verschlossen und kühl aufbewahren.

Haltbarkeit: 10 – 14 Tage.

Johanniskraut-Creme

2 EL Johanniskrautöl
1 TL Walnußöl
1 TL Mandelöl
1 Msp. Borax
30 ml Wasser
1 EL weißes Bienenwachs
1 EL Stearinsäure

Öl und Stearinsäure mit Wachs mild zum Schmelzen bringen. Den in heißem Wasser gelösten Borax unterrühren und den Topf von der Feuerstelle nehmen. Die Creme vollständig kaltrühren.

Kühl und fest verschlossen frischhalten.

Haltbarkeit: 10 – 14 Tage.

Melissen-Creme

1 EL Kakaobutter
2 EL gelbes Bienenwachs
1 TL Apfelessig
1 EL Melissenöl

Kakaobutter, Melissenöl und Wachs im Wasserbad schmelzen. Unter Rühren erkalten lassen. Vor dem vollständigen Auskühlen der Creme-Masse den Apfelessig beifügen. Erneut rasch rühren, bis die Creme kalt ist.

Fest verschlossen im Kühlschrank aufbewahren.

Haltbarkeit: 10 – 14 Tage.

Petersilien-Creme

4 EL fein gehackte Petersilie
1 TL fein gehackte Kamille oder getrocknete Kamillenblüten
Etwas Wasser
1 TL Zucker
10 Tr. Zitronensaft
7 EL weißes Bienenwachs
5 EL Jojobaöl

Die Pflanzenteile mit kochendem Wasser bedecken. 1 Stunde ziehen lassen, dabei den Deckel aufsetzen. Abseihen und die Pflanzenteile in einem feinen Mulltuch gut ausdrücken. Den Aufguß mit Zucker zersetzen und beiseite stellen.

Inzwischen das Bienenwachs im Wasserbad schmelzen. Öl und Pflanzenaufguß unterrühren, bis alles eine dickliche Masse wird. Den Topf von der Feuerstelle ziehen und die Masse glattrühren.

Die fertige Creme in ein gut schließendes Gefäß streichen und kühl aufbewahren.

Haltbarkeit: ca. 3 Wochen.

Oliven-Creme

4 EL Olivenöl, kaltgepreßt
6 EL weißes Bienenwachs
1 Msp. Borax
50 ml Wasser
10 Tr. Benzoetinktur (Apotheke)

Das Wachs im Wasserbad schmelzen. Öl zugeben. Inzwischen Borax in Wasser auflösen, tropfenweise dem Wachsgemisch beimengen. Zuletzt die Benzoetinktur unterrühren. Die Masse vom Herd stellen und kaltrühren.

In ein fest verschließbares Schraubdeckelgefäß streichen. Kühl aufbewahren.

Haltbarkeit: ca. 4 Wochen.

Minz-Creme

10 g frische Pfefferminzzweige oder gleiche Menge getrocknete Minzeblätter
1 TL Borax
150 ml Wasser
3 EL Weizenkeimöl
2 EL Jojobaöl
2 EL weißes Bienenwachs

Die Minze fein wiegen und mit kochendem Wasser übergießen.

3 Stunden ziehen lassen und abseihen. Borax im Minzeaufguß auflösen. Inzwischen Wachs und Öle im Wasserbad schmelzen. Den Topf von der Feuerstelle nehmen. Abkühlen lassen. Vor dem völligen Erkalten den Minzeaufguß mit Borax beimischen. Danach die cremige Masse vollständig kaltrühren.

Die fertige Creme in ein gut schließendes Gefäß geben. Kühl aufbewahren.

Haltbarkeit: ca. 4 Wochen.

Orangenblüten-Creme

1 Orange
30 g getrocknete Orangenblüten (Apotheke)
1 TL Sesamöl
4 TL gelbes Bienenwachs
2 EL Lanolin
Etwa 300 ml Wasser

Die Orange unter heißem Wasser gründlich abbürsten. Nun die Frucht zerschneiden. Mit Orangenblüten vermischen. Kochendes Wasser darüber gießen, bis alles gut bedeckt ist. Zugedeckt 18 Stunden ziehen lassen.

Abseihen und die Pflanzenteile durch ein feines Mulltuch ausdrücken. Öl, Wachs und Lanolin im Wasserbad schmelzen. Das Orangenwasser beimischen. Den Topf vom Herd ziehen. Die Crememasse kaltrühren.

Die fertige Creme in ein gut schließendes Gefäß streichen. Kühl aufbewahren.

Haltbarkeit: 3 Wochen.

Honig-Creme

1 EL Stearinsäure
1 EL Kakaobutter
1 EL weißes Bienenwachs
1 EL Honig

Stearinsäure mit Wachs und Kakaobutter im Wasserbad schmelzen. Den Honig zufügen und auflösen. Die Masse unter raschem Rühren erstarren lassen.

Gut verschlossen in den Kühlschrank stellen.

Haltbarkeit: 8 Tage.

Trockene Haut

Kräuter-Creme

3 EL Schnittlauch
3 EL Petersilie
3 EL Pimpernelle
3 EL Thymian
3 EL Salbei
200 ml Wasser
5 EL Kakaobutter
3 EL weißes Bienenwachs
10 EL Weißwein, trocken
1 Msp. Borax

Alle Kräuter frisch oder tiefgefroren verwenden! Fein wiegen und mit kochendem Wasser übergießen. 3 Stunden durchziehen lassen und abseihen. Borax in Weißwein auflösen. Das Gefäß beiseite stellen.

Kakaobutter und Bienenwachs im Wasserbad schmelzen. Den Borax-Wein und den Kräuteraufguß eßlöffelweise untermischen. Den Topf vom Herd nehmen. Mit dem Schneebesen auf höchster Geschwindigkeitsstufe kaltrühren.

In fest verschließbare Gefäße streichen und kühl aufbewahren.

Haltbarkeit: ca. 3 Wochen.

Avocado-Balsam

3 EL Avocadoöl
1 EL Jojobaöl
1 EL Mandelöl
1 TL Karottensaft
3 EL Lanolin
1 Msp. Borax
25 ml Wasser
2 EL weißes Bienenwachs

Öl, Wachs und Lanolin im Wasserbad mild schmelzen. Den in Wasser aufgelösten Borax beimischen und rasch rühren. Den Topf von der Feuerstelle nehmen. In die fast erkaltete Creme-Masse den roh gepreßten Karottensaft mischen. Die Creme vollkommen kaltrühren.

Gut verschlossen und kühl aufbewahren.

Haltbarkeit: 8 – 10 Tage.

Weizenkeimöl-Mischung

1 EL Weizenkeimöl
1 TL Mandelöl
1 TL Olivenöl
1 TL Aprikosenöl
2 Eigelb
1 EL Stearinsäure
3 EL Lanolin

Öl, Stearinsäure und Lanolin im Wasserbad schmelzen und glattrühren. Den Topf von der Feuerstelle nehmen. Die Eigelbe in die fast erstarrte Masse einrühren, bis die Creme kalt und gebrauchsfertig ist.

Fest verschlossen in den Kühlschrank stellen.

Haltbarkeit: 10 Tage.

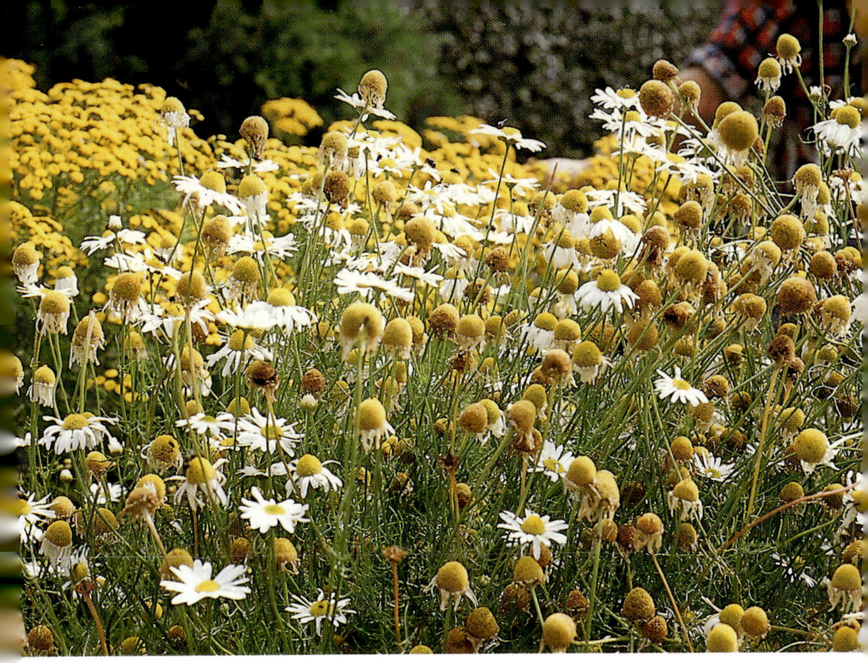

Kamille (Matricaria chamomilla)

Malve (Malva moschata)

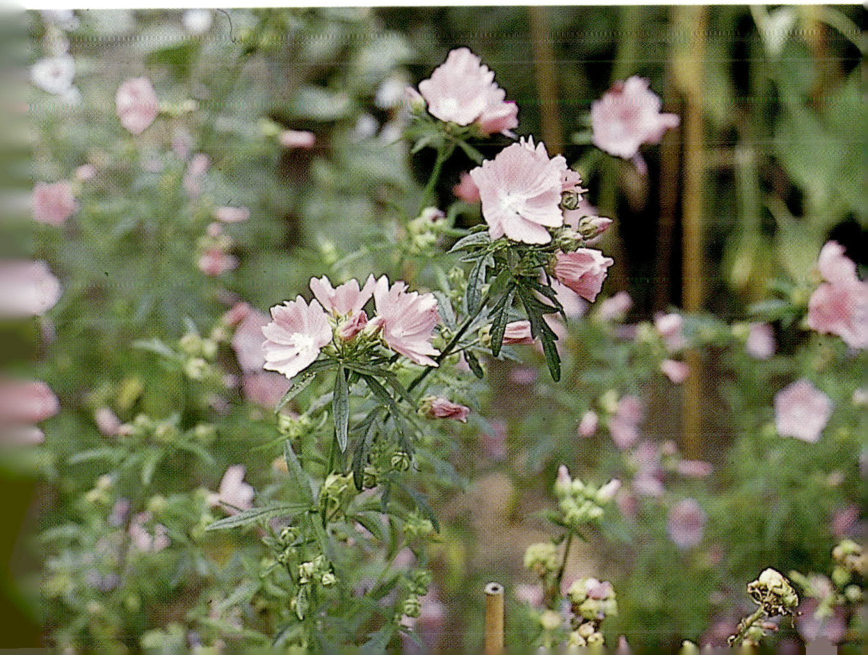

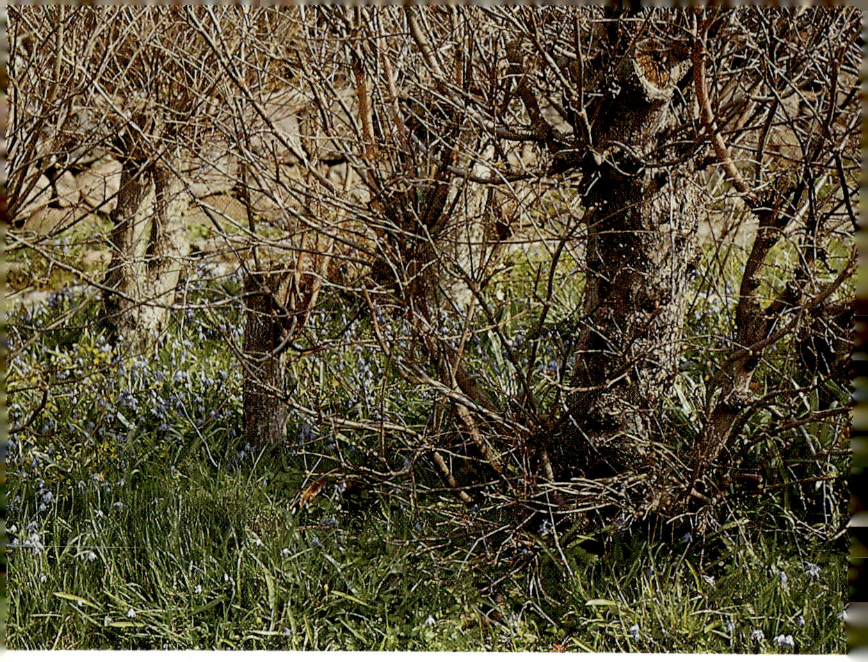

Weide (Salix fragilis)

Pfefferminze (Mentha piperita)

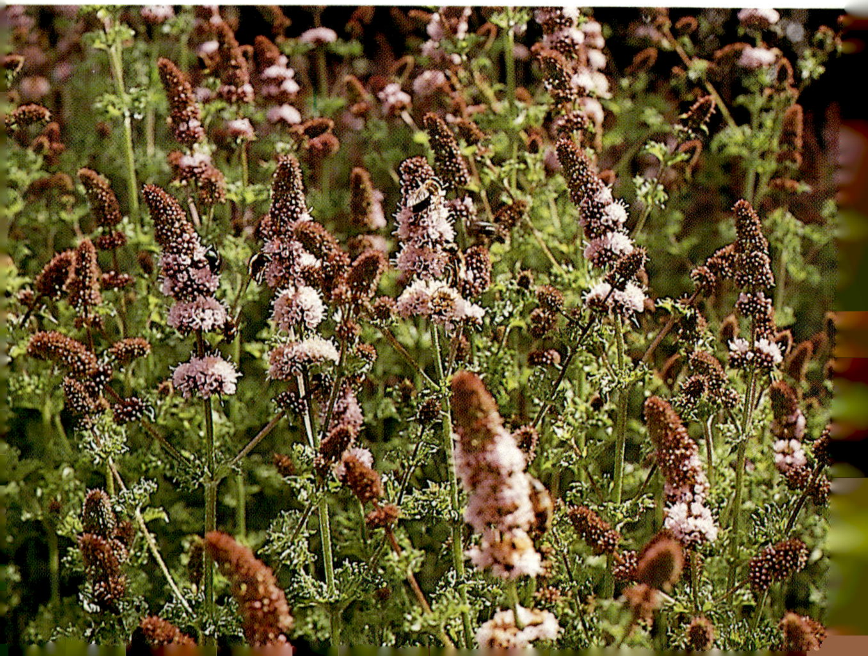

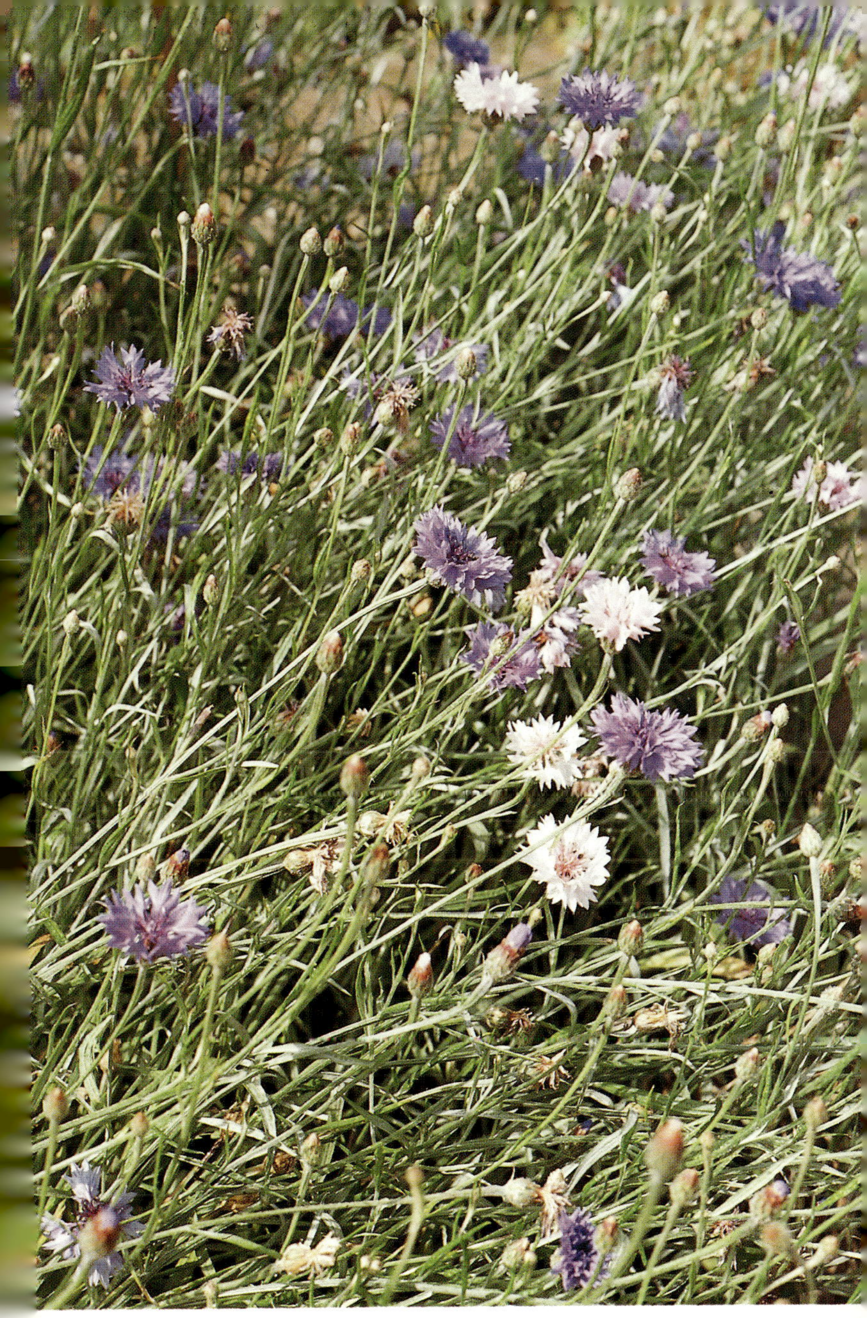

Kornblume (Centaurea cyanus)

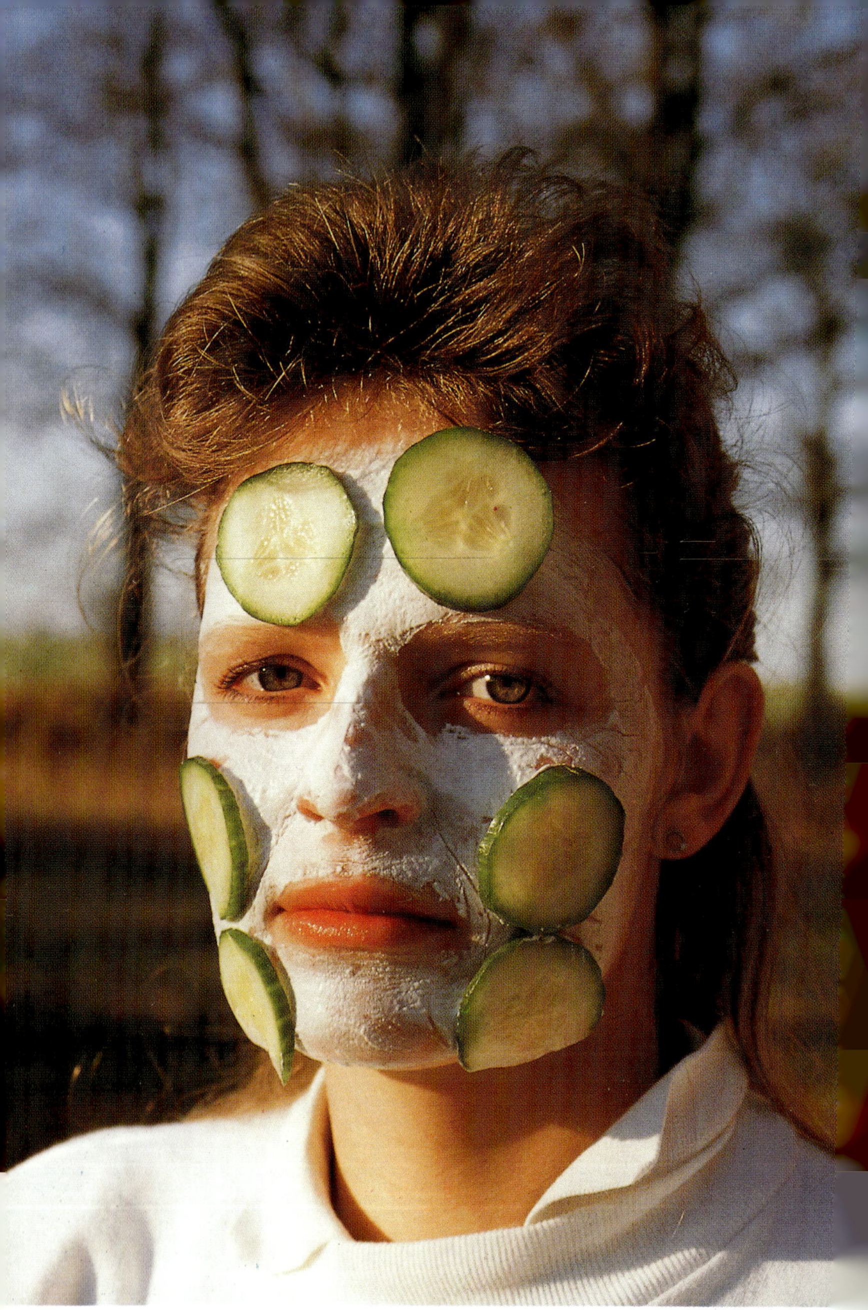

Gurken-Maske

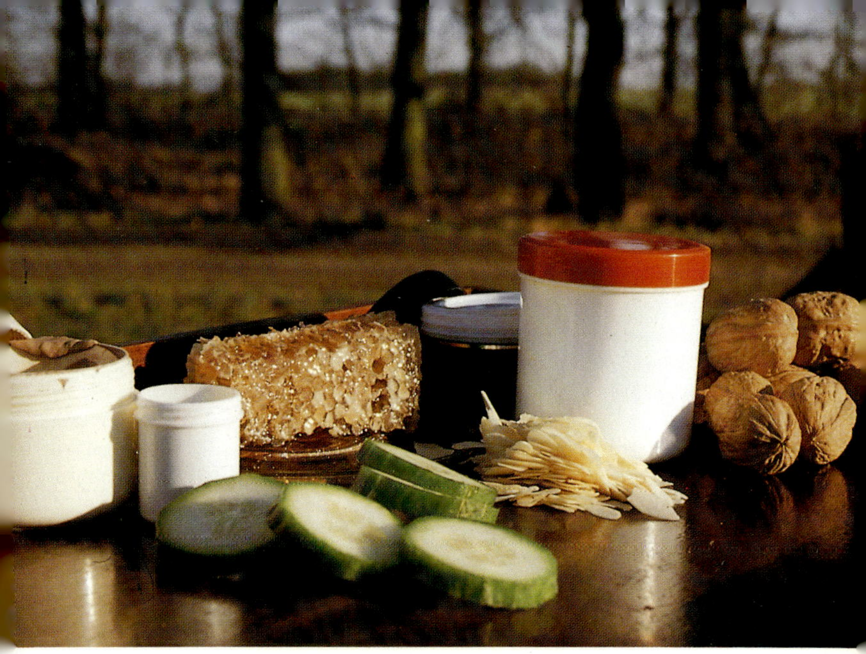

Eine Auswahl von Zutaten für die Zubereitung von Naturkosmetik

Wichtig: genau abgewogene Zutaten

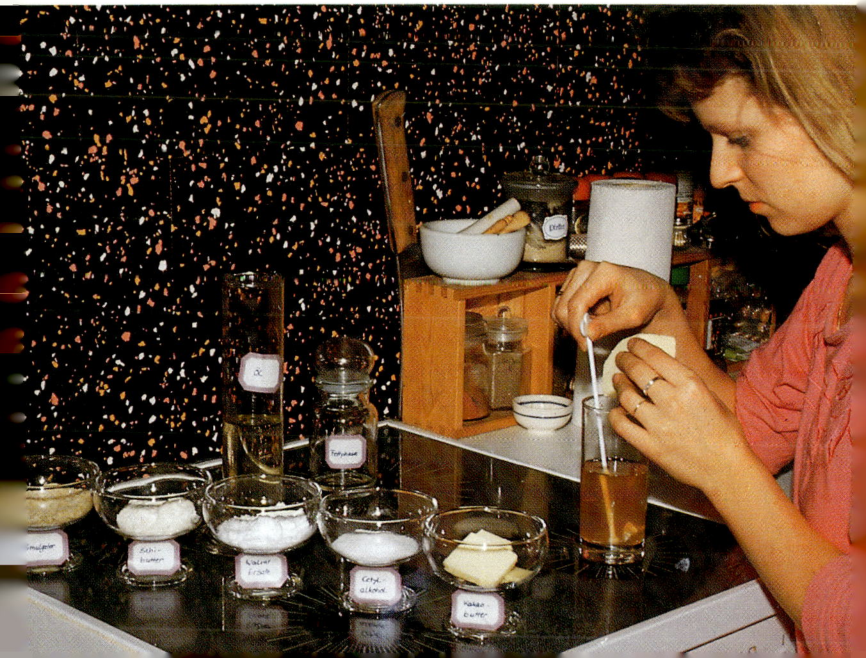

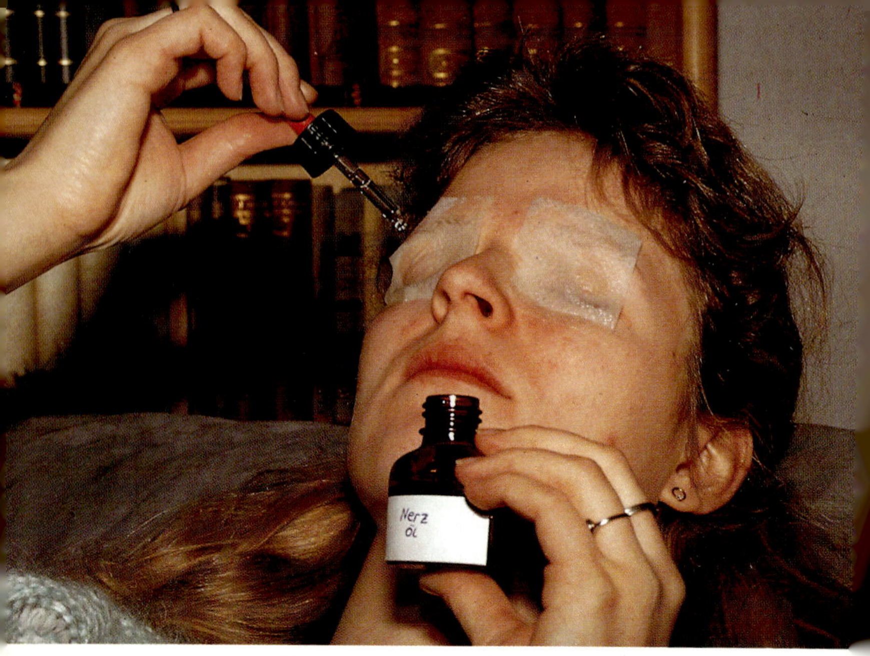

Nerzöl-Balsam für die Augen

Sorgfältige Verarbeitung der Ausgangsprodukte

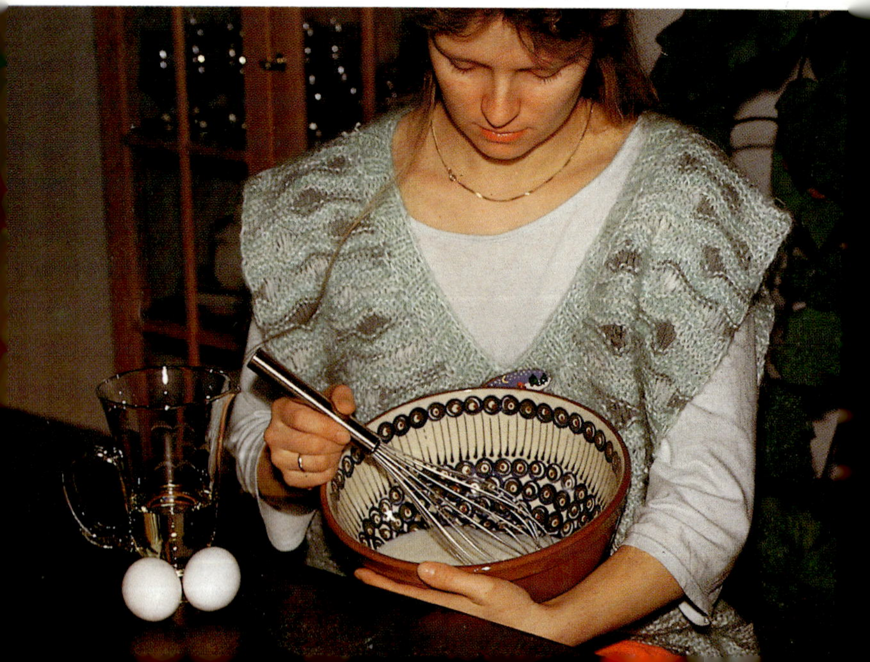

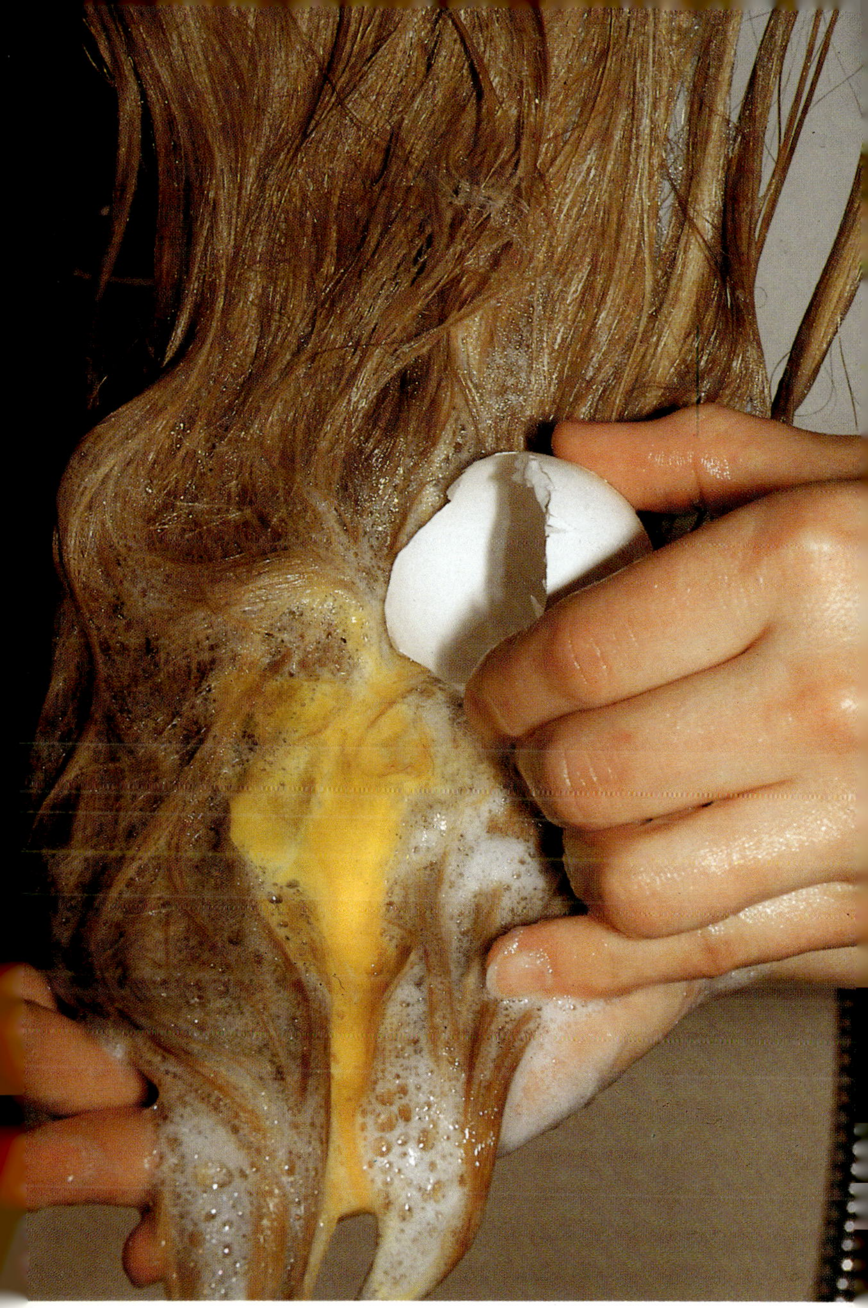

Für schönes Haar: eine Spülung mit Ei, das ins frischgewaschene Haar einmassiert wird. Nach drei Minuten Einwirkzeit gründlich ausspülen!

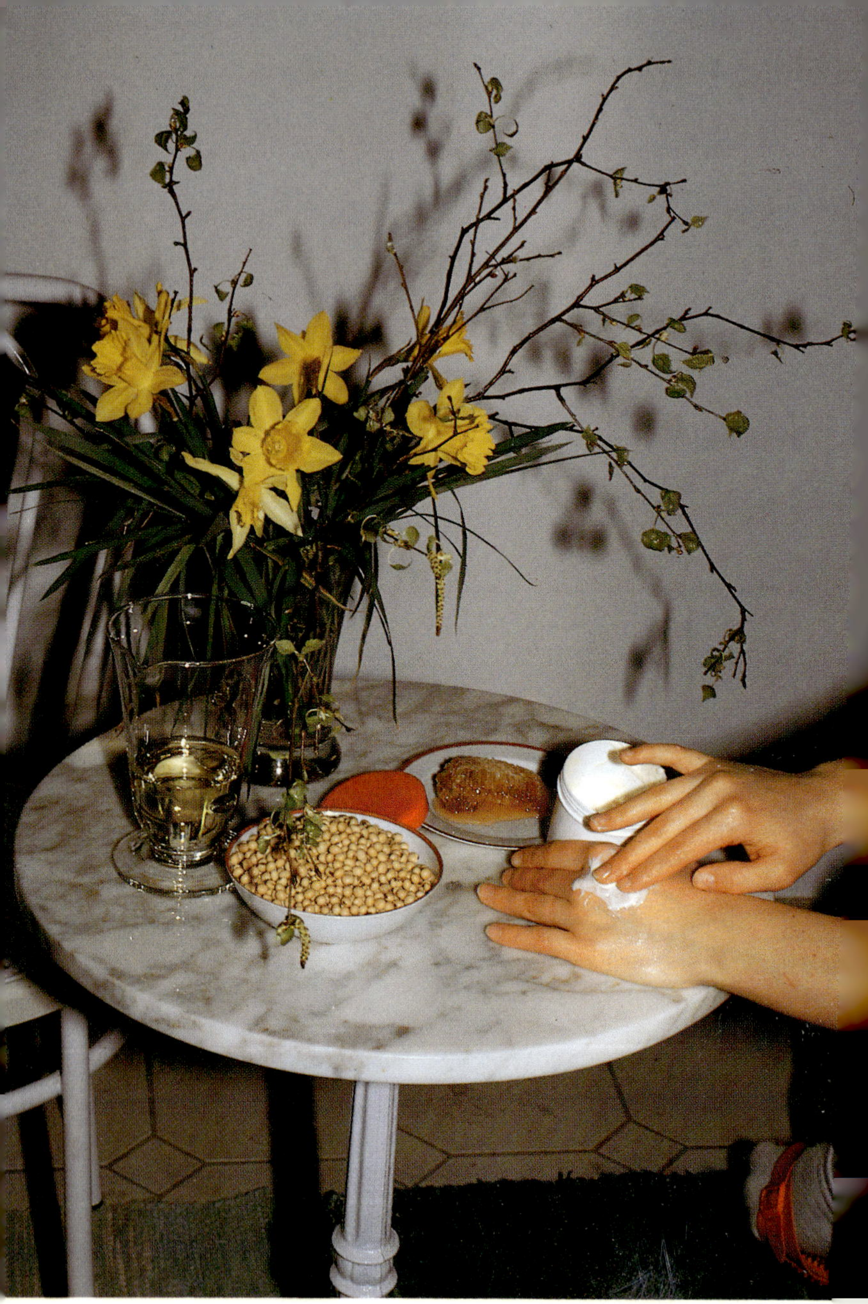

Endprodukt Handcreme und einige Zutaten
(Rezept auf Seite 184)

Lindenblüten-Creme

4 EL Lindenblüten, frisch oder getrocknet
60 ml Wasser
1 EL gelbes Bienenwachs
1 EL Kakaobutter
1 EL Stearinsäure
1 EL Orangenblütenöl

Aus Lindenblüten und Wasser einen Aufguß herstellen und abseihen. Wachs, Kakaobutter und Stearinsäure im Wasserbad schmelzen. Den heißen Aufguß zugeben. Den Topf von der Feuerstelle nehmen. Rühren, bis die Creme-Masse zu erstarren beginnt. Zuletzt das Orangenblütenöl unterrühren.

Fest verschlossen kühl stellen.

Haltbarkeit: 10 Tage.

Kokosnuß-Creme

4 EL Kokosnußöl
2 EL Mandelöl
5 EL weißes Bienenwachs
1 TL Borax
50 ml Wasser

Borax im Wasser auflösen und beiseite stellen. Inzwischen Wachs und Öle im Wasserbad schmelzen. Etwas abkühlen lassen. Dann das Borax-Wasser unterrühren. Bis zum völligen Erkalten mit dem Schneebesen auf höchster Geschwindigkeitsstufe schlagen.

Die fertige Creme sehr kühl anwenden. In einer fest schließenden Dose aufbewahren.

Haltbarkeit: 6 Wochen.

Wilderdbeeren-Creme

5 EL Wilderdbeeren
50 ml Wasser
2 EL Lanolin
1 EL Rizinusöl

Aus Wilderdbeeren und Wasser einen Aufguß herstellen. 20 – 30 Minuten ziehen lassen. Abseihen. Lanolin und Rizinusöl im Wasserbad schmelzen. Den heißen Aufguß zugießen. Den Topf sofort von der Feuerstelle nehmen. Die Creme kaltrühren.

Gut verschlossen in den Kühlschrank stellen.

Haltbarkeit: 10 – 14 Tage.

Honig-Creme

2 EL Sesamöl
1 EL Weizenkeimöl
2 EL Zitronenöl
7 EL gelbes Bienenwachs
1 EL Borax
50 ml Wasser

Borax in Wasser auflösen. Das Gefäß beiseite stellen.

Wachs und Öle im Wasserbad schmelzen. Das Zitronenöl und den Honig erst zugeben, wenn der Topf bereits von der Feuerstelle genommen wurde.

Etwas abkühlen lassen. Nun den gelösten Borax unterrühren und die cremige Masse vollständig kaltrühren.

In einem gut schließenden Schraubdeckelgefäß kühl aufbewahren.

Haltbarkeit: 6 Wochen.

Zitrus-Creme

2 Zitronen, ungespritzt
1 Orange, ungespritzt
1 Pampelmuse, ungespritzt
20 g getrocknete Orangenblüten
200 ml Wasser
10 EL gelbes Bienenwachs
2 EL Borax
2 EL Benzoeharz

Alle Zitrusfrüchte unter heißem Wasser gründlich abbürsten, bis keine Wachs- oder eventuellen Spritzmittelrückstände mehr auf der Schale haften. Nun die Früchte mit der Schale zerkleinern.

Gemeinsam mit Benzoeharz in ein weites Glas mit fest schließendem Deckel füllen. Kochendes Wasser darüber geben. Einen langen Metallstab in das Glas stecken, um ein Zerspringen des Gefäßes zu verhindern!

Das Glas sofort fest verschließen. 10 Tage an ein helles Fenster stellen. Dabei mehrmals täglich schütteln.

Nach 10 Tagen abseihen und die Fruchtteile gründlich durch ein feines Mulltuch ausdrücken.

Borax in etwas Zitrusaufguß auflösen und beiseite stellen.

Nun das Bienenwachs im Wasserbad schmelzen. Den gelösten Borax unterziehen. Anschließend den Zitrusaufguß mit dem elektrischen Rührgerät untermischen. Den Topf vom Herd nehmen. Mit dem Schneebesen kaltrühren.

In ein fest verschließbares Gefäß streichen. Am günstigsten ist es, die Creme auf mehrere kleine Gefäße zu verteilen, die bis zum vollständigen Verbrauch im Kühlschrank lagern können.

Haltbarkeit: ca. 5 Wochen.

Wildpflanzen-Creme

1/2 Weißkohl oder 300 g Kartoffeln
1 l Wasser
3 EL Kleeblüten
3 EL Brombeerblätter
3 EL Eibischwurzeln und junge Triebe
3 EL Stiefmütterchenblüten
6 EL gelbes Bienenwachs
2 EL Jojobaöl
2 EL Weizenkeimöl
1 TL Benzoeharz

Aus Weißkohl oder Kartoffeln einen Aufguß herstellen (entsteht beim Kochen als Nebenprodukt). Kohl oder Kartoffeln verzehren. Das Kochwasser sehr sorgfältig abseihen, so daß keine Rückstände darin zurückbleiben.

In diesem Wasser Blüten, Blätter und Eibischteile zum Kochen bringen. Einmal kurz aufwallen lassen. Sofort vom Herd ziehen und 2 Stunden ruhen lassen. Dann gründlich abseihen. Die Pflanzenteile durch ein feines Mulltuch auspressen. Von diesem Aufguß 300 ml abmessen.

Bienenwachs, Öle und Benzoeharz im Wasserbad schmelzen. Den abgefüllten Aufguß langsam beimengen. Nun die cremige Masse vollends kaltrühren.

Die fertige Creme in ein dunkles Gefäß mit fest schließendem Deckel geben und kühl aufbewahren.

Haltbarkeit: ca. 4 Wochen.

Empfindliche Haut

Mandel-Rosen-Creme

3 EL sehr fein gemahlene Mandeln
6 EL Rosenwasser, hergestellt aus 30 g frischen oder 20 g getrockneten Rosenblättern und 60 ml Wasser
2 EL Glyzerin
2 EL Mandelöl
2 EL Jojobaöl
4 TL Borax
10 ml Wasser
6 EL weißes Bienenwachs

Die Mandeln mit einem Stößel im Mörser zerdrücken. Nach und nach das Rosenwasser zugeben. Es entsteht eine zartflockige Milch. Diese durch ein feines Mulltuch abseihen. Borax in Wasser auflösen. Das Gefäß beiseite stellen.

Wachs, Öle und Glyzerin im Wasserbad schmelzen. Borax und Mandelmilch teelöffelweise untermischen. Vom Herd stellen. Bis zum völligen Erkalten der Masse mit dem elektrischen Schneebesen auf höchster Geschwindigkeitsstufe schlagen oder im Mixer quirlen.

Die fertige Creme gut verschließen. Sehr kühl aufbewahren.

Haltbarkeit: ca. 4 Wochen.

Calendula-Creme

3 EL Calendulablüten (Ringelblumen), frisch oder getrocknet
60 ml Wasser
1 TL Kakaobutter
5 EL weißes Bienenwachs
1 EL Stearinsäure
1 1/2 EL Jojobaöl
1 Msp. Borax

Bereiten Sie aus Calendulablüten und Wasser einen Aufguß zu.

15 Minuten ziehen lassen und abseihen. Kakaobutter, Wachs und Stearinsäure mit Jojobaöl im Wasserbad schmelzen.

Borax in 30 ml heißem Calendula-Aufguß auflösen. Der Schmelze zugeben und mit kleiner Geschwindigkeit kaltrühren.

Gut verschlossen und kühl aufbewahren.

Haltbarkeit: 8 Tage.

Kreuzblumen-Creme

2 EL Kreuzblumenwurzel
60 ml Wasser
1 EL Honig
1 Msp. Borax
1 EL Mandelöl
4 EL gelbes Bienenwachs

Aus Kreuzblumenwurzel und Wasser einen Aufguß bereiten. 15 Minuten ziehen lassen. Abseihen. Den Borax in 30 ml heißem Aufguß auflösen und dem im Wasserbad geschmolzenen Honig, Wachs und Mandelöl zumischen. Die anfänglich cremig-gelbe Flüssigkeit kaltrühren, bis sie fest wird.

Gut verschlossen im Kühlschrank aufbewahren.

Haltbarkeit: 8 – 10 Tage.

Enzian-Creme

1 TL Enzianpulver
40 ml Wasser
2 EL Avocadoöl
1 EL Weizenkeimöl
1 EL Mandelöl
5 EL weißes Bienenwachs
1 EL Stearinsäure
1 TL Borax
1 EL Kakaobutter

Aus Enzianpulver und Wasser einen Kaltaufguß herstellen. Das Ganze 12 Stunden ziehen lassen. Die Öle mit Bienenwachs, Stearinsäure und Kakaobutter im Wasserbad schmelzen.

Vom Enzian-Aufguß 30 ml abnehmen, erhitzen. Borax darin auflösen und der Schmelze beifügen. Die milchige Flüssigkeit kaltrühren. Anschließend in einem fest schließenden Gefäß kühl und dunkel aufbewahren.

Haltbarkeit: 14 Tage.

Bergamotte-Creme

3 EL Bergamotteöl
2 EL Mandelöl
6 EL gelbes Bienenwachs
1,5 EL Borax
50 ml Wasser

Borax in Wasser auflösen und beiseite stellen. Öle mit Wachs im Wasserbad schmelzen. Boraxwasser untermischen.

Den Topf vom Herd nehmen. Vollends kaltrühren.

Die fertige Creme in ein fest schließendes Gefäß geben. Sehr kalt aufbewahren. Die Creme sehr sparsam anwenden.

Haltbarkeit: ca. 4 Wochen.

Hamamelis-Creme

2 EL Stiefmütterchenblüten
20 ml Hamameliswasser
2 EL Lanolin
2 EL Weizenkeimöl
4 EL weißes Bienenwachs
1 Eigelb

Stiefmütterchenblüten und Hamameliswasser mischen. Kalt ca. 18 Stunden ziehen lassen. Abseihen.

Lanolin, Öl und Wachs im Wasserbad schmelzen. Das Hamameliswasser beifügen. In die schwach erwärmte Mischung ein Eigelb schlagen und auf höchster Stufe kaltrühren.

Fest verschlossen kühl stellen.

Haltbarkeit: 8 Tage.

Apfel-Creme

1 großer, süßer Apfel
60 ml Wasser
1 EL Jojobaöl
1 EL Kakaobutter
4 EL weißes Bienenwachs
1 Msp. Borax

Den geschnittenen Apfel mit Schale im Entsafter kalt auspressen. Saft mit Wasser und Borax vermischen. Das Gefäß beiseite stellen. Öl, Kakaobutter und Bienenwachs im Wasserbad schmelzen. Die Saftmischung beimengen. Von der Herdplatte nehmen. Die cremige Masse mit dem Schneebesen auf höchster Geschwindigkeitsstufe kaltrühren.

Die fertige Creme in gut schließende Gefäße streichen und kühl aufbewahren.

Haltbarkeit: ca. 3 Wochen.

Kampfer-Creme

2 EL Kampfer
1/2 Salatgurke
100 ml Wasser
2 EL Lanolin
6 EL weißes Bienenwachs
1 Eigelb

Salatgurke schnitzeln. Mit dem Kampfer in einen Topf geben. Kochendes Wasser darüber geben. Es entwickelt sich ein sehr eigenartiger Duft, der nicht jedermanns Geschmack trifft. Daher sollte man dieses Rezept nur bei einiger Experimentierfreude und Lust am Ungewöhnlichen wagen! Kampfermischung 4 Stunden ziehen lassen. Dann gründlich abseihen und die zerfallene Gurke sehr gut durch ein feines Mulltuch ausdrücken.

Nun Lanolin und Wachs im Wasserbad schmelzen. Pflanzenaufguß und das gut verquirlte Eigelb unterziehen. Den Topf vom Herd nehmen. Die cremige Masse auf höchster Stufe mit dem elektrischen Schneebesen kaltrühren.

Die fertige Creme fest verschließen, da sonst das feinherbe Duftaroma verfliegt. Kühl aufbewahren.

Haltbarkeit: 10 Tage.

Fenchel-Creme

1 große frische Fenchelknolle
oder ersatzweise 30 g Fenchelsamen
200 ml Wasser
2 EL Fenchelöl
1 EL Borax
1 EL Kakaobutter
8 EL weißes Bienenwachs

Die Fenchelknolle verzehrfertig vorbereiten. Mit Wasser zum Kochen bringen. Die gegarte Knolle herausheben. Das Kochwasser abseihen. Dabei dürfen keine Rückstände entstehen. Den Fenchelaufguß abkühlen lassen. 200 ml davon abmessen. Den Borax darin auflösen und beiseite stellen.

Inzwischen Wachs und Kakaobutter im Wasserbad schmelzen. Den Fenchelaufguß mit Borax untermischen. Den Topf vom Herd nehmen und die cremige Mischung kaltrühren.

Die fertige Creme in einem gut schließenden Gefäß aufbewahren. Kühl stellen.

Haltbarkeit: 3 Wochen.

Akne-Haut

Blüten-Creme

10 g Schlüsselblumenblüten
5 g Schlüsselblumenblätter
20 g Buschwindröschenwurzeln
10 g Huflattichblüten
10 g Veilchenblüten
5 g Veilchenwurzeln
2 EL Melissenöl
2 EL Mandelöl
10 EL weißes Bienenwachs
1 EL Benzoesäure
250 ml Weißwein, trocken

Den Weißwein mild erhitzen. Über alle (unbedingt frisch gepflückten!) Blüten und Blätter geben. 10 Minuten leise köcheln lassen. Anschließend 10 Stunden kalt stellen und abseihen.

Wachs und Öle im Wasserbad schmelzen. Den Weinaufguß und die Benzoesäure zugeben. Den Topf sofort von der Feuerstelle nehmen. Die Crememasse kaltrühren.

Die fertige Creme fest verschließen und kühl aufbewahren.

Haltbarkeit: ca. 3 Wochen.

Gurken-Creme

1/2 Salatgurke
50 ml Wasser
1 EL Jojobaöl
5 EL weißes Bienenwachs
1 EL Kakaobutter
1 Msp. Borax

Die ungeschälte Gurke im Entsafter entsaften.

Öl, Wachs und Kakaobutter im Wasserbad schmelzen.

Den Borax in 30 ml heißem Wasser auflösen und der Mischung beifügen. Rasch kaltrühren. Ehe die cremige Flüssigkeit erstarrt, den Gurkensaft unterziehen und alles auf höchster Geschwindigkeitsstufe kaltrühren.

Haltbarkeit: 8 Tage.

Himbeer-Creme

3 EL Sojaöl
3 EL Mandelöl
3 EL frische oder getrocknete Himbeerblätter
5 EL gelbes Bienenwachs
1 EL Kakaobutter
1 EL Stearinsäure
5 Tr. Himbeeröl

Ein Mazerat aus Soja- und Mandelöl mit Himbeerblättern herstellen. 3 – 4 Wochen ziehen lassen. Sorgfältig abfiltern. Wachs, Kakaobutter und Stearinsäure im Wasserbad schmelzen. Das Mazerat zugeben.

Sobald alles gründlich vermischt ist, den Topf von der Kochstelle nehmen und die Creme kaltrühren. Kurz vor dem endgültigen Erstarren Himbeeröl als Duftverstärker unterheben.

Haltbarkeit: 3 – 4 Wochen.

Aloe-vera-Creme

2 TL Aloe-vera-Pulver
60 ml Wasser
1 TL Orangenblüten
1 TL Schafgarbe
3 EL Honig
3 EL Olivenöl
2 TL Weinessig

Aus allen Pflanzenteilen mit Wasser einen Aufguß ansetzen. 24 Stunden ziehen lassen.

Honig und Olivenöl im Wasserbad schmelzen. 40 ml Aufguß abseihen, mild erwärmen. Der Honigmischung unterquirlen. Schnell rühren, bis sich eine honigglatte Creme gebildet hat. Diese stets zimmerwarm aufbewahren.

Haltbarkeit: 10 – 14 Tage.

Efeu-Creme

4 EL frische Efeublätter (im August/September gesammelt) oder getrocknete Efeublätter
2 1/2 EL Sojaöl
2 1/2 EL Weizenkeimöl
4 EL weißes Bienenwachs
1 1/2 TL Kakaobutter
1 TL Stearinsäure

Aus Efeu und Ölen ein Mazerat herstellen. 3 – 4 Wochen ruhen lassen. Abseihen. Das Mazerat mit Bienenwachs, Kakaobutter und Stearinsäure im Wasserbad erwärmen, bis keine Schlieren mehr gebildet werden. Von der Feuerstelle nehmen und rasch kaltrühren.

Fest verschlossen im Kühlschrank aufbewahren.

Haltbarkeit: 3 – 4 Wochen.

Schwefel-Creme

1 EL Schwefelblüte
1 EL Bittersalz
2 EL Mandelöl
1 EL Jojobaöl
6 EL gelbes Bienenwachs
150 ml Wasser

Schwefelblüte und Bittersalz in das kochende Wasser geben. 10 Minuten ziehen lassen. Wachs und Öle im Wasserbad schmelzen. Die Schwefelmischung löffelweise untermengen. Den Topf von der Feuerstelle ziehen. Die Cremernasse bis zum völligen Erkalten mit dem Schneebesen glattrühren.

Die fertige Creme gut verschließen und kühl aufbewahren.

Zur Anwendung bitte beachten: Schwefel-Creme ist sehr aggressiv. Sparen Sie beim Eincremen unbedingt die Augenpartie aus und tragen Sie nur sparsamste Mengen auf die Haut auf.

Im wöchentlichen Wechsel mit einer milderen Tagescreme benutzt, steigert sie ihre Wirksamkeit.

Haltbarkeit: mindestens 6 Wochen.

Zimt-Creme

1/2 TL fein gemahlener Zimt
3 TL Mandelöl
5 EL gelbes Bienenwachs
20 ml Wasser

Aus Wasser und Zimtpulver einen Aufguß herstellen. Wachs und Öl im Wasserbad schmelzen. Den Aufguß vorsichtig untermischen. Den Topf von der Feuerstelle nehmen und die Masse darin bis zum völligen Erkalten auf höchster Stufe mit dem Schneebesen glattrühren.

Die fertige, fein duftende Creme fest verschließen. Bei Raumtemperatur aufbewahren.

Haltbarkeit: ca. 5 Wochen. Der typische Zimtgeruch verfliegt jedoch schon vor dem Verfallsdatum.

Kornblumen-Creme

50 g getrocknete Kornblumenblüten
5 EL weißes Bienenwachs
2 EL Jojobaöl
100 ml Wasser

Die Kornblumenblüten fein zerkrümeln und mit kochendem Wasser übergießen. Einmal kurz aufwallen, dann 4 Stunden ziehen lassen. Gründlich abseihen; es dürfen keine Blütenrückstände im Aufguß bleiben. Wachs und Öl im Wasserbad schmelzen. Den Kornblumenaufguß löffelweise zugeben. Den Topf vom Herd nehmen. Die Crememasse vollständig kaltrühren. Die Creme fest verschließen. Kühl aufbewahren.

Haltbarkeit: ca. 4 Wochen.

Eiweiß-Creme

30 g Fenchelsamen
150 ml Wasser
1 Eischnee
1 TL Borax
5 EL weißes Bienenwachs

Fenchelsamen im Mörser fein zerstoßen. Im Topf mit kochendem Wasser überbrühen. 15 Minuten ziehen lassen, danach abseihen.

Borax im Fenchelaufguß auflösen. Das Gefäß beiseite stellen.

Das Wachs im Wasserbad schmelzen und den Fenchelaufguß löffelweise unterziehen. 5 Minuten umrühren, danach den Topf von der Feuerstelle nehmen. Die Cromemasse vollständig kaltrühren. Kurz vor dem völligen Erkalten der Masse den sehr steifen Eischnee vorsichtig unterziehen.

Die fertige Creme gut verschließen und sehr kalt aufbewahren.

Haltbarkeit: ca. 2 Wochen.

Augenpflege

Schafgarben-Packung

1 EL Schafgarbenblüten, frisch oder getrocknet
3 EL 90%iger Weingeist (Apotheke)
1 TL Honig
5 TL Wasser
1/2 TL Mandelöl
2 Wattetupfer

Schafgarbe und Weingeist in einer trockenen, sauberen Weithalsflasche luftig verschließen. An einem warmen Ort 3–4 Wochen ziehen lassen. Gründlich durch eine Papierfiltertüte abseihen.

Zur Anwendung 1 TL der Essenz im Wasserbad mild erwärmen. Honig, Mandelöl und 5 TL abgekochtes Wasser oder Schafgarbenaufguß beimischen. In die Essenz zwei Wattetupfer tauchen. Auf die Augen legen. 10–15 Minuten einwirken lassen. Anschließend vorsichtig trockentupfen.

Die Anwendung einmal wöchentlich wiederholen.

Haltbarkeit: 3–4 Wochen.

Augentrost-Säckchen

1 EL Augentrost, frisch oder getrocknet
100 ml Wasser
2 Leinentaschentücher
1 Küchenhandtuch
1 Wolltuch

Aus Augentrost und Wasser einen Aufguß herstellen. 30–35 Minuten auf erkaltender Herdplatte ziehen lassen. Durch eine Papierfiltertüte abseihen: Selbst kleinste Pflanzenrückstände können schmerzhafte Entzündungen im Auge hervorrufen.

Nun die Leinentaschentücher im Aufguß tränken. Auf die Augen legen. Ein trockenes Küchenhandtuch um den ganzen Kopf führen. Ein Wolltuch darüber decken. 10–20 Minuten einwirken lassen. Bei überanstrengten Augen 3–4 mal täglich.

Haltbarkeit: 10 Tage.

Arnika-Essenz

1 saubere, trockene, dunkle Flasche
Arnikablüten (ohne Blatt und Stengel)
40%iger Branntwein (Korn)
Sahne

Entfernen Sie alle grünen Teile von den frischen Arnikablüten. Füllen Sie Ihre Flasche zur Hälfte mit Blütenblättern und gießen Sie mit Branntwein auf. Die fest verschlossene Flasche 3–4 Wochen an einem warmen Ort ziehen lassen. Abseihen. In eine andere entsprechende Flasche umfüllen.

1 EL süße Sahne steif schlagen. 1/2 TL der Arnika-Essenz unterheben. Die fertige Augenmaske auf die Augenlider sowie die empfindliche Augenpartie streichen. 10–15 Minuten einwirken lassen. Mit einem feuchten Wattebausch zart reinigen.

Haltbarkeit der Arnika-Essenz: 6 Monate.

Kamillen-Milch

1 EL Kamille, frisch oder getrocknet
50 ml Vollmilch
2 Leinentaschentücher
1 Küchentuch
1 Wolltuch

Die Milch einmal kurz aufkochen. Die Kamille einstreuen, 30 Minuten ziehen lassen. Durch eine Papierfiltertüte abseihen (langwierig!). Nun tränkt man die Taschentücher in der handwarmen Kamillen-Milch und legt sie über die Augenlider.

Mit Küchen- und Wolltuch abdecken. Etwa 10 – 15 Minuten einwirken lassen. Anschließend lauwarm waschen.

Haltbarkeit: 3 Tage.

Kalmus-Wasser

2 EL frische Kalmuswurzeln
180 ml Wasser
1 TL Honig
2 Wattetupfer
1 Küchentuch
1 Wolltuch

Aus Kalmus und Wasser einen Aufguß herstellen. Abseihen.

In die sehr sorgfältig gereinigte Flüssigkeit einen Teelöffel Honig geben und zergehen lassen. Das fertige Kalmus-Wasser in einer gut schließenden Flasche aufbewahren.

Zur Anwendung zwei Wattetupfer mit Kalmus-Wasser tränken und auf die Augen legen. Mit Küchen- und Wolltuch abdecken.

15 – 20 Minuten einwirken lassen anschließend vorsichtig trockentupfen.

Haltbarkeit: 3 – 4 Wochen.

Kornblumen-Kompressen

2 EL Kornblumenblätter und Blütentriebe, frisch oder getrocknet
250 ml Wasser
1 EL Quark, pro Anwendung
1 Küchentuch
1 Wolltuch

Aus Kornblumen und Wasser einen Kaltaufguß herstellen. 10 – 12 Stunden einweichen. Durch eine Papierfiltertüte abseihen.

Von dem Aufguß 1 EL abnehmen. Den Quark damit glattrühren.

Zur Anwendung die gesamte Augenpartie mit der Kornblumenmaske einstreichen. Ein Küchentuch als Kompresse darüber binden. Mit einem Wolltuch abdecken. 10 – 15 Minuten einwirken lassen. Anschließend gründlich abwaschen.

Den restlichen Aufguß in drei Portionen verteilen und über den Tag hinweg trinken.

Haltbarkeit: 5 Tage.

Rizinus-Nähröl

1/4 TL Rizinus
1/4 TL Mandelöl
1/4 TL Weizenkeimöl
1/2 Eigelb
2 Wattetupfer

Die Öle im Wasserbad mild erwärmen und gut mischen. Anschließend das verquirlte Eigelb unterziehen und kaltrühren.

Die leicht schaumige Masse auf ein Augenbrauenbürstchen oder eine Kinderzahnbürste geben und damit Brauen und Wimpern einstreichen. Die Wattetupfer mit dem Rizinus-Nähröl tränken und auf die Augenlider legen. Mit einem Waschlappen bedecken. Nach 10 Minuten lauwarm abspülen.

Haltbarkeit: 10 Tage.

Blüten-Sahne

1/2 TL Kornblumenblüten, frisch oder getrocknet
1/2 TL Arnikablüten, frisch oder getrocknet
1/2 TL Malvenblüten, frisch oder getrocknet
1/2 TL Kamillenblüten, frisch oder getrocknet
1/2 TL Honig
2 EL süße Sahne, steif geschlagen
100 ml Wasser

Aus Blüten und Wasser einen Kaltaufguß herstellen. 12 – 14 Stunden einweichen. Zweimal durch eine Papierfiltertüte abseihen.

In den noch handwarmen Aufguß den Honig einrühren und die nun etwas dickliche Flüssigkeit erkalten lassen. Zuletzt die sehr steife Sahne unterheben.

Zur Anwendung die Augenpartie reichlich bestreichen. 10 – 15 Minuten einwirken lassen. Lauwarm abspülen.

Haltbarkeit: Aufguß 10 – 14 Tage, Endprodukt 5 Tage.

Nerzöl-Balsam

30 ml Nerzöl (Apotheke)
1 Pipette
2 Mulltücher oder Kosmetik-Pads

Die Pipette mit Nerzöl füllen. Auf beide Augen ein Mulltuch oder einen Kosmetik-Pad auflegen. Nun das Nerzöl aus der Pipette darauf tropfen. 15 Minuten einwirken lassen.

Um das Nerzöl richtig plazieren zu können, sollte man sich entweder helfen lassen oder die Pipette sehr dicht über das Auge führen.

Anschließend das überschüssige Öl sanft mit einem Wattebausch entfernen.

Kletten-Beutel

20 g frische Klettenblüten oder 10 g getrocknete Pflanze
Etwas Wasser
10 ml Rizinusöl
10 ml Mandelöl

Die Klettenblüten mit so viel kochendem Wasser übergießen, daß sie vollständig bedeckt sind. 10 Minuten zugedeckt ziehen lassen. Abseihen. Die Klettenblüten dabei gründlich durch ein feines Mulltuch ausdrücken. Den Aufguß abkühlen lassen. Dann in ein dunkles Schraubgefäß füllen.

Die aufbewahrten Klettenblüten in zwei kleine Mullbeutel einschlagen. In ein verschließbares Gefäß legen und kühl stellen. Die volle Wirksamkeit entfaltet sich erst nach 3 Tagen.

Nach 3 Tagen den Klettenaufguß mild erwärmen. 1 EL jeder Ölsorte dazurühren. Diese Mischung auf die Mullbeutel bringen und die Augen damit bedecken. 10 Minuten so verharren.

Aufguß und Mullbeutel lassen sich maximal dreimal wiederverwenden. Danach unbedingt wegwerfen.

Zahnpflege

Mundwasser

Eibisch-Wasser

100 g Wurzeln des Echten Eibisch (Apotheke)
1 l Wasser

Eibischwurzeln mit Wasser 5 Minuten kochen, weitere 10 Minuten ziehen lassen. Durch ein feines Filternetz abseihen und in einer dunklen Flasche fest verschließen.

Zur Anwendung 1 TL auf einen Zahnputzbecher Wasser mischen und den Mund spülen. Falls Sie unter Zahnfleischentzündungen leiden, wirkt Eibischaufguß unverdünnt sehr gut.

Haltbarkeit: 10 Tage.

Salbei-Wasser

50 g Salbeiblüten und -blätter (Apotheke)
1/4 l 90%iger Weingeist (Apotheke)

Salbei und Weingeist in einer dunklen Flasche ansetzen. Etwa 30 Tage ziehen lassen. Anschließend abfiltern und erneut verschließen.

Zur Anwendung 1 EL Salbei-Wasser in 1/4 l Wasser mischen und den Mund damit spülen.

Haltbarkeit: 6 Monate.

Schachtelhalm-Wasser

30 g Schachtelhalmpflanze (Apotheke)
1 l Wasser
1/2 l Rotwein

Schachtelhalm mit Wasser 5 Minuten kochen und 15 Minuten ziehen lassen, danach abseihen. Den heißen Aufguß mit Rotwein mischen und gut verschlossen kühl aufbewahren. Nach 3 Tagen kann das fertige Mundwasser verwendet werden.

Haltbarkeit: 14 Tage.

Zitronen-Wasser

1 Zitrone, ungespritzt
20 g Rosmarin (Apotheke)
20 g echter Thymian (Apotheke)
1 l 90%iger Alkohol (Apotheke)

Zitronensaft und die zerkleinerte Zitronenschale mit den Kräutern in Alkohol einlegen. 2 – 3 Wochen an einem dunklen Ort ziehen lassen. Abseihen und in einer dunklen Flasche aufbewahren. Als Gurgelwasser verwenden.

Haltbarkeit: 6 Monate.

Schwertlilien-Wasser

250 g Schwertlilienwurzeln
1000 ml 50 %iger Branntwein

Setzen Sie eine Essenz an und lassen Sie diese in einer Weithalsflasche luftig verschlossen 2 – 3 Wochen an einem warmen Ort durchziehen. Abseihen.

Zur Anwendung verdünnt man 10 – 15 Tropfen in 1 Zahnputzbecher lauwarmem Wasser.

Haltbarkeit: 6 Monate.

Zahnputzmittel

Zitronenkur

1 Zitrone, ungespritzt

Die weiße Innenseite der Zitronenschale 1mal wöchentlich über Zähne und Zahnfleisch reiben. Bei hartnäckiger Verfärbung des Zahnschmelzes statt der Schale einen Zitronenschnitz verwenden und so lange auf dem Zahn verreiben, bis kein Saft mehr austritt.

Schachtelhalm-Pulver

10 g Schachtelhalmpulver (Apotheke)
2 EL Honig

Schachtelhalmpulver und Honig vermengen und in ein fest verschließbares Döschen füllen. Gut 2 Wochen darin durchziehen lassen.

Das fertige Zahnputzmittel 3 Wochen lang 2mal täglich anwenden. Anschließend die übliche Zahnpflege. Nach 4 Monaten wiederholen.

Natron-Salz

30 g kohlensaures Natron
10 g Salz

Natron und Salz gut zusammenschütteln. In einen Streubehälter oder eine ungebrauchte Spritze (ohne Nadel) umfüllen.

Bürsten Sie Ihre Zähne zweimal wöchentlich mit Natron-Salz.

Mittel zur Kräftigung des Zahnfleischs

Mittel gegen Zahnfleischbluten

250 ml einfacher Rotwein
25 g Stieleichenrinde
1/2 TL Zucker

Wein, Zucker und Rinde in ein dunkles Gefäß füllen. Gut schütteln. 4 Tage an einem angenehm temperierten Raum ziehen lassen. Durch ein feines Haarsieb abfiltern.

Täglich einmal 2 EL des Stieleichenweins trinken. Dreimal täglich 1 EL als Mundspülung verwenden.

Zusätzlich dreimal täglich eine kleine weiche Zahnbürste in den Wein tauchen und das Zahnfleisch sanft massieren. Dazu die Bürste stets von oben nach unten bewegen.

Mittel gegen Zahnfleischschwund

30 g frische oder 20 g getrocknete Meerrettichblätter
1 l Wasser

Aus Meerrettichblättern und Wasser einen Aufguß herstellen und abfiltern. 3 Tage an einem kühlen, dunklen Ort ruhen lassen.

Mit dem fertigen Aufguß mehrmals täglich den Mund spülen. Nach jedem Zähneputzen mit einer weichen Zahnbürste das Zahnfleisch massieren. Dabei die Bürste stets von oben nach unten bewegen.

Mittel gegen Zahnfleischentzündungen

1 Tütchen Safran (aus dem Reformhaus oder Backwarenhandel; Inhalt 5 g)
1 EL Honig, kaltgeschleudert
2 EL 50 %iger Korn

Safran, Korn und Honig in einem Deckelgefäß gut verrühren, bis sich der Safran vollständig aufgelöst hat. 3 Tage an einem angenehm temperierten Raum ruhen lassen. Gut verschlossen halten.

Mit der fertigen Mischung dreimal täglich das Zahnfleisch massieren.

Um die Entzündung nicht zu verstärken, sollte man dies am besten mit dem eingetauchten Finger tun.

Lippenpflege

Rosen-Salbe

3 TL weißes Bienenwachs
3 TL Jojobaöl
6 Tr. Rosenöl

Alle Zutaten bei milder Hitze im Wasserbad schmelzen. Die Schmelze in ein kleines hitzebeständiges Gefäß gießen. Darin erstarren lassen.

Die fertige Salbe mit dem Finger auf die Lippen auftragen.

Haltbarkeit: ca. 6 Wochen.

Kakaobutter-Gloss

1 TL weißes Bienenwachs
5 TL Kakaobutter
1/2 TL Mandelöl

Alle Zutaten bei milder Hitze im Wasserbad schmelzen. Die Schmelze in ein geeignetes hitzefestes Töpfchen gießen. Darin erstarren lassen.

Die Lippenpflege mit dem Finger auftragen.

Haltbarkeit: ca. 6 Wochen.

Honig-Pomade

4 EL Honig
10 Tr. Bergamotteöl
6 EL gelbes Bienenwachs

Honig und Wachs bei milder Hitze im Wasserbad schmelzen. Den Topf von der Feuerstelle nehmen. Das Bergamotteöl zutropfen. Die Schmelze in eine kleine feuerfeste Form gießen. Darin erstarren lassen.

Die fertige Pomade mit dem Finger auftragen.

Haltbarkeit: ca. 3 Wochen.

Lanolin-Salbe

4 EL Lanolin
1 TL Kakaobutter
1 TL Glyzerin
4 EL weißes Bienenwachs

Alle Zutaten im Wasserbad schmelzen. Die Schmelze in eine kleine hitzebeständige Form gießen. Darin erstarren lassen.

Die fertige Salbe mit einer kleinen weichen Zahnbürste auf die Lippen auftragen. Der sanfte Massageeffekt kräftigt die zarte Lippenhaut, so daß sie seltener aufspringt. Bei wunden oder spröden Lippen die Salbe mit dem Finger auftragen.

Orangenblüten-Salbe

1 EL Orangenblütenöl
1/2 TL Rizinusöl
5 EL weißes Bienenwachs

Alle Zutaten im Wasserbad schmelzen. Die Schmelze in eine kleine Metalldose gießen und darin erstarren lassen.

Die fertig Salbe mit dem Finger auftragen.

Haltbarbeit: ca. 10 Wochen.

Öl-Gloss

1 TL Mandelöl
1 TL Weizenkeimöl
1 TL Maiskeimöl
1/2 TL Honig

Alle Zutaten mild erwärmen. Den Topf von der Feuerstelle nehmen. Die Ölmischung kaltrühren. In ein kleines Gefäß gießen und gut verschließen.

Das Lippenöl mit dem Finger oder einem kleinen Pinsel auftragen.

Haltbarkeit: ca. 6 Wochen.

Kokosnuß-Salbe

1 EL Kokosnußöl
1 TL Rosenöl
4 EL weißes Bienenwachs

Alle Zutaten in einem milden Wasserbad erwärmen. Die Schmelze in ein kleines hitzefestes Gefäß gießen. Darin erkalten und erstarren lassen.

Die fertige Salbe mit dem Finger auf die Lippen auftragen.

Haltbarkeit: ca. 10 Wochen.

Zimt-Gloss

3 EL Zimtöl
1 EL Aprikosenöl

Beide Öle in ein Fläschchen gießen. Am besten geeignet wäre ein peinlich sauberes Nagellackfläschchen mit Pinsel. Das Fläschchen mit den Ölen gut durchschütteln.

Die fertige Mischung mit dem Pinsel auf die Lippen auftragen. Vor jedem erneuten Gebrauch das Fläschchen schütteln!

Haltbarkeit: ca. 10 Wochen.

Pfirsich-Salbe

3 EL Pfirsichöl
4 EL gelbes Bienenwachs

Wachs und Öl im Wasserbad schmelzen. Die Schmelze in eine kleine geeignete Form gießen und darin erstarren lassen.

Die fertige Salbe mit dem Finger auftragen.

Haltbarkeit: ca. 10 Wochen.

Erdbeer-Butter

4 große, frische Erdbeeren
2 EL frische Süßrahmbutter
1 kleine Prise Salz
5 EL weißes Bienenwachs
50 ml Wasser

Die Erdbeeren fein pürieren. Mit kochendem Wasser übergießen. 2 Stunden ziehen lassen. Danach durch ein feines Mulltuch ausdrücken. Den Saft in einer Schale auffangen und das Salz unterrühren. Wachs und Butter im milden Wasserbad schmelzen. Den Erdbeeraufguß langsam unterziehen. 5 Minuten ruhen lassen.

Nun den Topf von der Feuerstelle nehmen und die cremige Masse darin mit dem elektrischen Schneebesen auf höchster Geschwindigkeitsstufe kaltrühren. Die Erdbeer-Butter in ein kleines, fest verschließendes Gefäß füllen und sehr kalt aufbewahren.

Zur Anwendung mit dem Finger auf die Lippen auftragen.

Haltbarkeit: ca. 10 Tage (abhängig vom Verfallsdatum der verwendeten Butter).

Haarpflege

Shampoo

Normales Haar

Honig-Shampoo

8 EL neutrales, weißes Shampoo
1 TL Honig
2 EL 90%iger Weingeist

Alle Zutaten in einer Schüssel rühren, bis eine cremige Masse entstanden ist. 2 – 3 Wochen in einer gut schließenden Flasche ziehen lassen. Vor Gebrauch sehr gut schütteln.

Haltbarkeit: 3 – 4 Monate.

Ei-Shampoo

2 Eigelb
1 TL Puderzucker
6 EL neutrales, weißes Shampoo mit Perlmutteffekt

Das Eigelb gut mit der Gabel aufschlagen. Den Puderzucker unterrühren. Nun die Eimischung unter das Shampoo heben.

Die Eimischung ist sofort gebrauchsfertig.

Nicht haltbar.

Birken-Shampoo

5 EL Birkenblätter, frisch
5 EL Eibischblätter und -blüten
5 EL geriebene Glyzerinseife
1,5 l Wasser

Das Wasser zum Kochen bringen. Blätter und Blüten einstreuen. Einmal aufwallen lassen. Den Topf von der Feuerstelle nehmen und den Aufguß 3 Stunden ziehen lassen. Abseihen. Die geriebene oder mit dem Messer abgeschabte Seife dazugeben und leicht erwärmen. Rühren, bis die Seife geschmolzen und eine glatte Cremeflüssigkeit entstanden ist. Erkalten lassen. In ein verschließbares Gefäß füllen. Vor Gebrauch schütteln.

Haltbarkeit: 3 – 4 Wochen.

Ginster-Shampoo

30 g Ginsterblüten und junge Triebspitzen
150 ml Bier
1 TL Zucker
30 ml 90%iger Weinbrand

Die Ginsterblüten und Triebspitzen mit dem Bier in eine Flasche füllen. Fest verschließen. 3 Wochen an einem dunklen, warmen Ort ruhen lassen. Dabei die Flasche mehrmals gut schütteln. Nach 3 Wochen die Flüssigkeit abseihen. Die Ginsterteile gut durch ein feines Mulltuch ausdrücken.

Unter die Flüssigkeit einen Löffel Zucker rühren und mit dem Schneebesen rühren, bis sich der Zucker vollständig aufgelöst hat. Nun den Weinbrand aufgießen. Die Flüssigkeit erneut in eine (andere) Flasche füllen und fest verschließen. Kräftig durchschütteln.

Das Shampoo ist sofort gebrauchsfertig.

Haltbarkeit: ca. 3 Monate.

Fettendes Haar

Salbei-Shampoo

10 EL Buttermilchseife, gerieben
1 Eigelb
5 EL Salbeiblätter, frisch oder getrocknet
5 EL Weinbrand

Salbeiblätter mit Weinbrand ansetzen. 2 Wochen ziehen lassen. Abseihen. In den schwach erwärmten Ansatz die geriebene oder geraspelte Seife einrühren, bis eine glatte Creme entstanden ist. In die vollständig erkaltete Masse ein verquirltes Ei mischen. In ein gut schließendes Gefäß füllen. Vor Gebrauch schütteln.

Haltbarkeit: 3 – 4 Wochen.

Kräuter-Shampoo

5 EL Brennessel
1 EL Thymian
1 EL Rosmarin
8 EL weißes, neutrales Shampoo
2 EL Weinbrand

Pflanzenteile mit Weinbrand übergießen. 18 Stunden ziehen lassen. Abseihen. Das neutrale Shampoo unterrühren, bis eine homogene Masse entstanden ist. Diese in ein gut schließendes Gefäß einfüllen. Vor Anwendung schütteln.

Haltbarkeit: 3 – 4 Monate.

Orangenblüten-Shampoo

1 Orange, ungespritzt
30 g Orangenblüten
3 Gewürznelken
1 fingernagelgroßes Stückchen Zimtstange
3 EL Avocadoöl
100 ml Apfelessig
100 ml neutrales, weißes Shampoo mit Perlmutteffekt

Die Orange unter dem heißen Wasserstrahl abbürsten, um eventuelle Spritzmittelrückstände zu entfernen. Anschließend die Schale ablösen und fein zerschneiden. Zusammen mit den Orangenkernen und den Orangenblüten in eine Flasche geben. Gewürznelken und Zimt beifügen. Alles mit Avocadoöl übergießen. Die Flasche fest verschließen. An einem dunklen Ort drei Wochen durchziehen lassen. Ab und zu die Flasche schütteln, um das Öl zu verteilen.

Nach 3 Wochen die Gewürzzutaten gründlich durch ein feines Mulltuch ausdrücken. Das Öl in einer Schale auffangen. Apfelessig und neutrales Shampoo miteinander verrühren, das Gewürz-Öl unterrühren. Mit dem elektrischen Schneebesen 3 Minuten gut durchquirlen.

Das fertige Shampoo in eine Flasche füllen und kühl aufbewahren.

Haltbarkeit: ca. 4 Wochen.

Lavendel-Shampoo

3 EL Lavendelöl
1 EL Salbeiöl
3 EL 90%iger Weingeist
25 ml Obstessig
100 ml neutrales, weißes Shampoo mit Perlmutteffekt
3 EL Twen 80

Öle und Weingeist gut miteinander vermischen. Twen 80 und Obstessig unterziehen und mit dem elektrischen Schneebesen oder im Mixer 1 Minute lang quirlen. Die cremige Masse unter das neutrale Shampoo ziehen und nochmals gut verrühren.

Alles in eine geeignete Flasche füllen.

Haltbarkeit: ca. 3 Wochen.

Trockenes Haar

Orangen-Shampoo

1 ganze Orange
1 EL Orangenöl
8 EL neutrales, weißes Shampoo
1 EL Branntwein

Die Orange zerteilen und zerkleinern. Die ungespritzte (!) Schale entfernen. Auf einer Raspel abreiben. Orangenfrucht und -abrieb mit Branntwein tränken. 2–3 Wochen ziehen lassen. Abfiltern. Shampoo unterrühren, bis eine glatte Creme-Masse entstanden ist. Zuletzt das Orangenöl einträpfeln.

In einer verschließbaren Flasche aufbewahren. Vor Gebrauch schütteln.

Haltbarkeit: 3–4 Wochen.

Eigelb-Shampoo

1 Eigelb
2 EL Puderzucker
3 EL Avocadoöl
1 EL Obstessig
100 ml neutrales Shampoo

Eigelb mit Puderzucker im Mixer aufquirlen. Öl und Obstessig zugeben. Alles zusammen 1 Minute durchschlagen lassen. Anschließend das neutrale Shampoo in eine geeignete Flasche füllen und das Eigemisch zugießen. Die Flasche fest verschließen und kräftig schütteln, bis sich die Zutaten alle gut vermischt haben.

Die Haare wie gewohnt waschen. Um ein Nachfetten zu verhindern, sollten Sie mit reinem Obstessig nachspülen.

Haltbarkeit: ca. 10 Tage.

Efeu-Balsam

10 frische Efeublätter
5 EL Weizenkeimöl
1 Eischnee
100 ml neutrales, weißes Shampoo

Efeublätter in eine Flasche mit Weizenkeimöl geben und 3 Wochen gut verschließen. An einem dunklen, kühlen Ort ruhen lassen. Die Flasche dabei täglich wenden und klopfen, um Luftblasen zu lösen.

Nach 3 Wochen das Öl durch ein feines Mulltuch abseihen. Die Efeublätter gründlich ausdrücken. Das fertige Mazerat mit sehr steifem Eischnee vermischen und dem neutralen Shampoo beimengen. Alles in eine Flasche gießen und kräftig schütteln.

Vor jedem Gebrauch die Flasche neu schütteln.

Haltbarkeit: 6 Monate.

Rosmarin-Shampoo

10 EL Rosmarinöl
3 EL Weizenkeimöl
15 EL neutrales, weißes Shampoo
1 Eigelb

Shampoo und Öle miteinander schaumig rühren. In einer Flasche gut verschließen. Vor Gebrauch schütteln. 1 EL (je nach Haarlänge verschieden) Rosmarin-Shampoo mit 1 Eigelb verrühren und ins nasse Haar einmassieren.

Haltbarkeit: 3 Wochen.

Schuppen

Kräuter-Shampoo

4 EL Brennessel
4 EL Birkenblätter
4 EL Walnußblätter
4 EL Schafgarbe
5 l Wasser
10 EL geriebene Olivenseife

Alle Pflanzenteile im Wasser zum Kochen bringen. Neben dem Herd ca. 3 Stunden ziehen lasssen und abseihen. Abschließend den Aufguß halbieren. Eine Hälfte mild erwärmen, die Seife zugeben. Rühren, bis sie sich aufgelöst hat. Dann verschließen. Vor Gebrauch schütteln.

Die zweite Hälfte des Aufgusses ist eine vorzügliche Haarspülung.

Haltbarkeit: 14 Tage.

Zinnkraut-Shampoo

6 EL Zinnkraut
80 ml Wasser
10 EL neutrales, weißes Shampoo
5 EL Olivenöl

Aus Zinnkraut und Wasser einen Aufguß herstellen. 20 Minuten ziehen lassen. Abseihen. Olivenöl unterrühren, bis keine Schlieren mehr vorhanden sind. Zuletzt das neutrale Shampoo beimischen. In eine Flasche mit Verschluß füllen. Vor Gebrauch schütteln.

Haltbarkeit: 14 Tage.

Thymian-Shampoo

30 g frischer Thymian
12 EL Jojobaöl
20 ml 90 %iger Weinbrand oder Weingeist
100 ml neutrales, weißes Shampoo

Aus Thymian und Jojobaöl ein Mazerat ansetzen, 3 Wochen an einem dunklen, kühlen Ort ziehen lassen. Dabei die Flasche täglich wenden und klopfen, um Luftblasen zu entfernen.

Das Mazerat abseihen und die Pflanzenteile durch ein feines Mulltuch ausdrücken. Weinbrand und neutrales Shampoo gut miteinander vermischen. Das fertige Mazerat unterrühren. Die gefüllte Flasche fest verschließen.

Haltbarkeit: ca. 3 Monate.

Gehaltvolles Shampoo

2 ganze Eier
30 ml reiner Alkohol
1 EL Weinbrand
2 EL Orangenlikör
100 ml weißes, neutrales Shampoo

Die Eier mit etwas warmem Wasser aufquirlen. Mit Alkohol und Weinbrand in eine Flasche füllen und kräftig durchschütteln. Nun den Orangenlikör mit dem neutralen Shampoo 1 Minute lang auf höchster Geschwindigkeit mit dem elektrischen Schneebesen oder im Mixer rühren. In die Flasche zur Eiermischung geben. Die Flasche stets verschließen. Gut schütteln.

Das gebrauchsfertige Shampoo in der Flasche stets gut verschließen und kühl halten.

Um die erneute Schuppenbildung zusätzlich einzudämmen, sollte man das Haar nach der Wäsche mit einer Spülung verwöhnen.

Spülungen

Fettendes Haar

Rosmarin-Spülung

2 Eigelb
30 ml 90%iger Weingeist
1 EL Rosmarinpflanze
50 ml Wasser
10 Tr. Rosmarinöl

Aus Rosmarinpflanze und Wasser einen Auszug herstellen. Abseihen. In die lauwarme Flüssigkeit Eigelbe und Weingeist einrühren, bis die Masse cremig wird. Vollends erkalten lassen und das Rosmarinöl unterquirlen.

Die fertige Spülung ins frisch gewaschene, feuchte Haar einmassieren. Gründlich auswaschen.

Haltbarkeit: 14 Tage.

Avocado-Spülung

1 Avocado
1 Eigelb
1 EL Avocadoöl
4 EL Weinbrand

Avocadofleisch im Weinbrand zerdrücken. Zugedeckt 14 Tage ziehen lassen. Sehr gründlich abfiltern. Die Flüssigkeit mit dem Eigelb cremig rühren. Das Avocadoöl zutropfen und verquirlen.

Die fertige Spülung ins frisch gewaschene, handtuchfeuchte Haar einmassieren. 10 Minuten wirken lassen. Gut ausspülen.

Haltbarkeit: 14 Tage.

Trockenes Haar

Lavendel-Spülung

1 Eigelb
5 EL Lavendelblüten, frisch oder getrocknet
1 EL Sojaöl
60 ml Wasser

Aus Lavendel und Wasser einen Auszug herstellen. Abseihen. Das Eigelb mit Sojaöl unterziehen und cremig rühren.

Die fertige Spülung ins feuchte, frisch gewaschene Haar massieren. 10 Minuten einwirken lassen. Gut ausspülen.

Haltbarkeit: 10 Tage.

Efeu-Spülung

1 El Honig
3 EL frische Efeublätter
60 ml Wasser
1 EL Weinbrand

Aus Efeu und Wasser einen Auszug herstellen. Abseihen. In der gut handwarmen Flüssigkeit den Honig auflösen, danach den Weinbrand zugeben.

Die fertige Spülung ins feuchte, frisch gewaschene Haar massieren. 10 Minuten einwirken lassen. Gut ausspülen.

Haltbarkeit: 10 Tage.

Schuppen

Birken-Spülung

5 EL Birkenblätter, frisch oder getrocknet
50 ml Wasser
50 ml 90 %iger Weingeist

Aus Birkenblättern und Wasser einen Auszug herstellen. Abseihen. Anschließend den Weingeist einrühren. Die Flüssigkeit gut verschließen und etwa 2 Wochen ziehen lassen.

Die fertige Spülung ins feuchte, frisch gewaschene Haar massieren. 10 Minuten einwirken lassen. Gut nachspülen.

Haltbarkeit: 3 – 4 Wochen.

Thymian-Spülung

1 Eigelb
5 EL Thymiankraut- und blüten
50 ml Wasser

Aus Thymian und Wasser einen Auszug herstellen. Abseihen. Die Flüssigkeit mit Eigelb verquirlen, bis eine cremige Masse entstanden ist. Ins feuchte, frisch gewaschene Haar massieren. Gut ausspülen.

Haltbarkeit: 10 Tage.

Farb-Spülungen

Braunes Haar

Tee-Spülung

3 TL oder 2 Beutel Schwarzer Tee
1 Tasse kochendes Wasser

Einen Tee-Aufguß herstellen. 30 Minuten ziehen lassen. Abfiltern.

Als letzte Spülung nach dem Haarewaschen verwenden.

Walnuß-Färbung

10 – 12 Walnußschalen
1 TL Weizenkeimöl
1 Msp. Twen 80
etwas kochendes Wasser

Die Nußschalen pulverfein mahlen. Mit Öl, Twen 80 und Wasser zu einem streichfähigen Brei verrühren.

Den Brei ins feuchte Haar einmassieren und so lange einwirken lassen, bis das Duschbad beendet ist. Mit reichlich Wasser ausspülen. Um die Wirkung zu verstärken, eine Folie um den Kopf legen und einen Handtuch-Turban darüber knoten.

Rotes Haar

Sandelholz-Spülung

5 EL rotes Sandelholz (Apotheke)
2 Tassen Wasser
3 EL Obstessig

Sandelholz mit Wasser kochen, bis eine tiefrote Farbe eintritt. Abseihen. Mit Essig mischen.

Als letzte Spülung nach dem Haarewaschen verwenden und sanft einmassieren.

Henna-Spülung

2 EL Hennapulver (Apotheke; das Pulver muß grün sein)
1 Tasse kochendes Wasser
100 ml 90%iger Weingeist

Hennapulver in Wasser auflösen. 10 Minuten ziehen lassen. Mit Weingeist auffüllen. Fest verschlossen 14 Tage ziehen lassen.

Zur Anwendung 3 EL auf 1 l Wasser mischen und als letzte Spülung ins gewaschene Haar einmassieren.

Blondes Haar

Kamillen-Spülung

6 EL Kamillenblüten
1 Zitrone
5 Tr. Melissenöl
2 Tassen kochendes Wasser

Aus Wasser und Kamillenblüten einen Aufguß herstellen. Den Saft einer Zitrone untermischen. In die erkaltete Flüssigkeit das Melissenöl tropfen und verrühren.

Als letzte Spülung nach dem Haarewaschen verwenden.

Buchsbaum-Spülung

3 EL Buchsbaumzweige
2 Tassen Wasser
1 EL Weißwein

Die Buchsbaumzweige fein zerschneiden. Dickere Holzteile mit dem Hammer aufklopfen. 15 – 20 Minuten mit Wasser kochen. Abfiltern und erkalten lassen. Weißwein zugeben.

Als letzte Spülung gut ins frisch gewaschene Haar einmassieren.

Graues Haar

Kornblumen-Spülung

10 EL Kornblumen, frisch oder getrocknet
2 Tassen kochendes Wasser
1 EL Apfelessig

Aus Kornblumen und Wasser einen Aufguß herstellen. 3–4 Stunden ziehen lassen, dann abseihen. Mit Essig vermischen.

Ins handtuchtrockene Haar einmassieren.

Zitronen-Spülung

2 Zitronen
1 Pampelmuse
1 Orange
2 Tassen heißes Wasser
1 Tasse Birkenblätter, frisch oder getrocknet

Aus Birkenblättern, den Fruchtsäften von Zitrone, Pampelmuse und Orange einen Aufguß mit Wasser herstellen. 2–3 Stunden ziehen lassen. Abfiltern.

Ins frisch gewaschene Haar einmassieren. 10–15 Minuten einwirken lassen. Gründlich ausspülen.

Halspflege

Falls nicht anders angegeben, halten sich die Produkte nur einen Tag und werden zur sofortigen Verwendung empfohlen.

Kamillen-Balsam

100 g reines Schweineschmalz
100 g getrocknete Kamillenblüten
1 Schraubdeckelglas
1 kleines Fottiertuch

Das Schweineschmalz schmelzen. Achten Sie darauf, daß es sich um absolut reine, ungewürzte Ware handelt! Die Kamillenblüten in das heiße Schmalz geben. Einmal kurz im Topf aufschäumen lassen. Anschließend die Mischung von der Herdstelle nehmen. Dort abkühlen lassen. Kurz vor dem vollständigen Erstarren durch ein Sieb passieren und das Kamillen-Schmalz in ein geeignetes Gefäß umfüllen.

Zur Anwendung den gereinigten Hals dick mit Kamillenschmalz eincremen. Ein handwarmes Frottiertuch darum wikkeln. 20 Minuten einwirken lassen. Anschließend die Haut mit warmem Wasser und einer milden Reinigungslotion abwaschen. Kein weiteres Pflegemittel verwenden.

Haltbarkeit: ca. 6 Monate.

Efeu-Honig

1 l Wasser
10 frische Efeublätter
2 EL Honig
1 kleines Frottiertuch

Die Efeublätter fein zerhacken. Mit kochendem Wasser übergießen. Auf kleinster Flamme 25 Minuten ziehen lassen. Abseihen und die Blätter gut durch ein feines Mulltuch ausdrücken. Anschließend in den Abfall geben. Honig in lauwarmem Aufguß lösen. Warm halten.

Ein Frottiertuch in der Honig-Mischung tränken und um den Hals legen. Dort auskühlen lassen. Den Vorgang innerhalb von 30 Minuten mehrmals wiederholen.

Rosenwasser-Pflege

30 g frische (oder 20 g getrocknete) Rosenblütenblätter
1 l Wasser
2 El Weizenkeimöl
1 kleines Frottiertuch

Die Rosenblütenblätter mit kochendem Wasser übergießen. 20 Minuten auf kleinster Flamme ziehen lassen. Abseihen und die Blütenblätter durch ein feines Mulltuch gründlich ausdrücken. Nun das Weizenkeimöl in den heißen Rosenaufguß rühren.

Ein kleines Frottiertuch in der Mischung tränken. Dieses fest um den Hals legen. Mit einem trockenen, handwarmen Handtuch abdecken. Während 15 Minuten diesen Vorgang mehrmals wiederholen.

Rosenblüten-Gel

30 g frische oder 10 g getrocknete Rosenblütenblätter
1 Päckchen Gelatine
Etwas Wasser

Die Rosenblütenblätter mit kochendem Wasser bedecken und 2 Stunden ziehen lassen, danach abseihen. Inzwischen die Gelatine nach Vorschrift auflösen. Unter das erhitzte Rosenwasser rühren. Erstarren lassen.

Zur Anwendung den Hals reichlich mit Rosenblüten-Gel eincremen. 20 Minuten einwirken lassen. Anschließend mit viel lauwarmem Wasser abspülen.

Zur Herstellung des Rosenwassers auf Vorrat die Menge der Blüten maximal verdoppeln. Stets in einem dunklen Schraubgefäß kühl aufbewahren.

Haltbarkeit: ca. 2 Wochen.

Scharfgarben-Wein

60 g frische (oder 30 g getrocknete) Schafgarbe
1/2 l trockener Weißwein
1 EL Honig

Die Pflanzenteile in Wein erhitzen; nicht kochen. 20 Minuten darin ziehen lassen, danach abseihen. Die Schafgarbe durch ein feines Mulltuch gründlich ausdrücken. Den Honig in der noch warmen Flüssigkeit auflösen. In eine dunkle Flasche abfüllen.

Zur Anwendung den Schafgarben-Wein mehrmals täglich in den Hals einmassieren. Dabei stets vom Kinn weg zur Brust hin streichen.

Haltbarkeit: ca. 3 Wochen.

Aprikosen-Packung

2 geschälte Aprikosen
1 TL Honig
1 EL Avocadoöl
1 EL Olivenöl
4 EL neutrale, weiße Körpercreme

Die Aprikosen fein pürieren. Mit Honig, Ölen und Creme verrühren.

Die fertige Packung reichlich über Hals und Brustansatz verteilen. Etwaige Reste gut verschlossen dunkel aufbewahren.

Die Packung 15 Minuten einwirken lassen. Anschließend mit reichlich lauwarmem Wasser abwaschen.

Haltbarkeit: maximal 1 Woche.

Bananen-Balsam

1/2 Banane ohne Schale
2 EL Sahnequark
1 TL Honig
3 Tr. Zitronensaft

Die Banane schaumig schlagen. Mit Quark und Honig verrühren. Zitrone beitropfen.

Die fertige Mischung reichlich über Hals und Brustansatz verteilen. 20 Minuten einwirken lassen. Anschließend mit beiden Händen abrubbeln und mit viel lauwarmem Wasser nachspülen.

Den Rest aufessen, er schmeckt köstlich!

Zitronen-Pflege

2 ganze Zitronen, ungespritzt
1 Tasse Vollmilch
1 EL Honig, kaltgeschleudert

Die Zitronen unter heißem Wasser gründlich abbürsten. Saft auspressen. Die Schale abreiben. Alles zusammen in die mit Honig mild erwärmte Milch rühren.

Ein sauberes Leintuch in die Flüssigkeit tauchen und darin einweichen. Heiß um den Hals legen. Während der nächsten 15 Minuten einwirken lassen. Dabei die Kompresse mehrmals erneuern. Anschließend den Hals mit lauwarmem Wasser reinigen. Keine weiteren Pflegeprodukte auftragen.

Apfel-Eier-Creme

1 Apfel ohne Schale
1 Eigelb
2 EL süße Sahne

Den Apfel schälen und sehr fein raffeln. Das Eigelb mit der Sahne verquirlen und unter das Apfelmus mengen.

Die Eier-Apfel-Masse auf den Hals auftragen. 20 Minuten dort einwirken lassen. Anschließend warm abspülen. Sehr kalt nachklären. Keine weiteren Pflegeprodukte verwenden.

Erdbeer-Balsam

6 frische große oder 10 kleine Erdbeeren
6 EL Weizenkeimöl
50 ml süße Sahne

Die Erdbeeren fein zerdrücken und mit Sahne verquirlen. Das Weizenkeimöl unterheben.

Mit der fertigen cremigen Masse den Hals sorgfältig eincremen und etwa 10 Minuten lang massieren. Dabei immer wieder von der restlichen Crememasse nehmen. Anschließend mit einem milden Reinigungsmittel die Haut abwaschen. Keine weiteren Pflegemittel verwenden.

Handpflege

Handpflegemittel

Einfache Handcreme

3 EL gelbes Bienenwachs
1 EL Sojaaöl
2 EL Avocadoöl
3 EL Kakaobutter
1 EL Stearinsäure
50 ml Wasser
5 EL frische Kiefernnadeln

Bienenwachs, Öle und Kakaobutter mit Stearinsäure kurz aufwallen und schmelzen lassen. Gleichzeitig aus Kiefernnadeln und Wasser einen Auszug herstellen. Abseihen. Die heiße Flüssigkeit zum Öl-Wachs-Gemisch geben und kaltrühren.

Die fertige Creme in einer gut schließenden Dose aufbewahren.

Haltbarkeit: 14 Tage.

Kamillen-Schaum

1 EL Weizenkeimöl
1 EL Avocadoöl
1 TL Mandelöl
1 EL Twen 80
5 EL neutrales Shampoo mit Perlmuttglanz
10 Tr. Kamillenöl

Weizen-, Avocado- und Mandelöl mit Twen 80 im Wasserbad verrühren. In die erkaltete Ölmischung das Shampoo einrühren, bis eine schaumige Creme entstanden ist. Zuletzt das Kamillenöl unterquirlen. Um eine Duftvariante zu erzielen, kann man das Kamillenöl durch ein beliebiges Duftöl ersetzen.

Den fertigen Reinigungsschaum in eine saubere, trockene Flasche füllen. Diese Flüssigseife läßt sich problemlos in handelsübliche Spender füllen.

Haltbarkeit: 3 – 4 Wochen.

Weizenkeim-Lotion

3 EL Weizenkeimöl
3 EL Mandelöl
3 EL Rizinusöl
3 EL Kakaobutter
1 EL Twen 80
40 ml Wasser
3 Tr. beliebiges Duftöl

Öle, Twen 80 und Kakaobutter im Wasserbad schmelzen. Das Wasser aufkochen und heiß in die Schmelze kippen. Anschließend die milchige Lotion kaltrühren und im Kühlschrank aufbewahren.

Haltbarkeit: 3 – 4 Wochen.

Sauber-Zauber

8 EL neutrale Buttermilchseife
2 EL Mandelöl
1 EL feiner Sand

Seife fein spänen. Gemeinsam mit dem Öl im Wasserbad schmelzen. Den Sand dazu sieben. Den Topf von der Feuerstelle nehmen.

Die vollkommen erkaltete Seifen-Masse mit dem Löffel in geeignete Schraubgefäße umfüllen. Kühl aufbewahren.

Haltbarkeit: 3 – 4 Wochen.

Gänseblümchen-Handcreme

3 EL Gänseblümchenessenz
3 EL Avocadoöl
3 EL Mandelöl
6 EL Kakaobutter
7 EL gelbes Bienenwachs
1 EL Stearinsäure
1 Msp. Borax
25 ml Wasser

Bienenwachs und Kakaobutter im Wasserbad schmelzen. Öle und Stearinsäure zugeben. Die Gänseblümchenessenz mit Wasser und Borax vermischen. Der heißen Ölmischung unterrühren. Den Topf vom Herd nehmen. Die Crememasse mit dem Schneebesen auf höchster Geschwindigkeitsstufe kaltrühren.

Die fertige Creme in eine fest schließende Dose streichen und kühl aufbewahren.

Um der Creme eine andere Duftvariante zu geben, kann man ihr ein beliebiges Duftöl mit 5 Tropfen beimischen.

Kokosnuß-Handcreme

4 EL Kokosnußöl
2 EL Stearinsäure
5 EL Kakaobutter
6 EL weißes Bienenwachs
1/2 EL Benzoeharz

Alle Zutaten im milden Wasserbad schmelzen und gut verrühren. Den Topf von der Feuerstelle nehmen und etwas abkühlen lassen. Die höchste Geschwindigkeit des Handmixers wählen und die Crememasse kaltrühren.

Die fertige Creme in eine passende Dose streichen und kühl aufbewahren.

Haltbarkeit: ca. 3 Monate.

Johanniskraut-Balsam

3 EL Johanniskrautöl
250 g reines Schweinefett

Das Schweinefett in einem Topf schmelzen. Das Johanniskrautöl zugießen. Das Fett einmal kurz aufwallen lassen. Den Topf vom Herd nehmen. 36 Stunden ziehen lassen. Erneut mild erwärmen und in dunkle Gefäße umfüllen. Erkalten lassen.

Haltbarkeit: 4 – 5 Monate.

Gewürz-Handcreme

1 EL Fenchelsamen
1 EL Anissamen
1 EL Koriandersamen
1 EL Nelkenblüten
100 ml Wasser
1 EL Benzoeharz
1 EL Stearinsäure
8 EL gelbes Bienenwachs

Aus allen Gewürzsamen mit kochendem Wasser einen Aufguß herstellen. 10 Stunden ziehen lassen. Abseihen. Das Bienenwachs im milden Wasserbad schmelzen. Stearinsäure und Benzoeharz zugeben. Alles gut durchrühren. Nun den fertigen Gewürzaufguß zugeben und mit dem Schneebesen verrühren. Den Topf von der Feuerstelle ziehen. Mit dem Schneebesen auf höchster Geschwindigkeitsstufe die cremige Masse vollends kaltrühren.

Die fertige Creme in einen fest schließenden Tiegel füllen und gut verschlossen kühlen.

2 Wochen ruhen lassen. Danach ist die Handcreme gebrauchsfertig.

Haltbarkeit: ca. 3 Monate.

Nagelhaut und Fingernägel

Olivenöl-Milch

5 TL Olivenöl
2 TL Zitronensaft
1 Eigelb

Die Zutaten im Wasserbad leicht erwärmen und vermischen. Abkühlen lassen.

Täglich mit einem Wattebausch oder weichen Mulltuch in die Nagelhaut einmassieren. Kühl und fest verschlossen aufbewahren.

Haltbarkeit: 5 Tage.

Lanolin-Nagelhautsalbe

3 EL reines Lanolin
1 TL Zucker
1 EL Wasser
2 EL Bienenwachs, nach Wunsch weiß oder ungebleicht

Zucker in warmem Wasser auflösen und Bienenwachs in die warme Lösung einrühren, bis es sich vollständig darin gelöst hat. Kaltrühren.

In eine fest verschließbare Dose füllen. Kühl aufbewahren.

Haltbarkeit: 14 Tage.

Schachtelhalm-Nagelhärter

5 EL frische Schachtelhalm-Pflanze (oder getrocknet in Pulverform)
10 EL weiße Vaseline
1 TL Bienenwachs
1 TL Honig
2 EL Wasser
1 TL Twen 80

Für die Zubereitung mit frischem Schachtelhalm kommt noch 50 ml Wasser hinzu. Mit Wasser und Schachtelhalm einen Aufguß herstellen und 15 – 20 Minuten ziehen lassen. Gründlich abfiltern. Verwenden wie getrockneten Schachtelhalm in der folgenden Rezeptvariante.

Wachs, Vaseline und Honig im milden Wasserbad schmelzen. Unter ständigem Rühren mit dem Schneebesen das Schachtelhalm-Pulver bzw. den Aufguß unterziehen. Twen 80 in Wasser auflösen und der Schmelze zugeben. Die fertige Mischung vollständig kaltrühren.

Gut verschlossen und kühl aufbewahren.

Haltbarkeit: 14 Tage.

Fußpflege

Kräuter-Salz

1 Tasse grobes Speisesalz
1 Tasse feines Speisesalz
3 Tr. Melissenöl
3 Tr. Latschenkiefernöl
3 Tr. Zitronenöl
3 Tr. Orangenöl
3 Tr. Lavendelöl
3 Tr. Rosmarinöl
3 Tr. Thymianöl

Die Salze miteinander mischen. Alle Öle in eine Schüssel tropfen, dabei das Salzgemisch löffelweise beimengen. Öle und Salz sehr sorgfältig miteinander mischen, bis alles durchgefeuchtet ist.

Das fertige Kräuter-Salz fest verschließen. Trocken aufbewahren.

Zur Anwendung 1 EL auf 1 l Wasser geben.

Haltbarkeit: 3 – 4 Monate.

Salbei-Fußcreme

4 EL Bienenwachs, weiß
1 EL Kakaobutter
1 EL Stearinsäure
1 Msp. Borax
30 ml Wasser

Wasser mit Kakaobutter und Stearinsäure im Wasserbad schmelzen. Den aufgelösten Borax zugeben. Die milchige Flüssigkeit tüchtig rühren, bis sie erkaltet und erstarrt.

Haltbarkeit: 14 Tage.

Wiesenblumen-Fußsalz

300 g Speisesalz
250 g Hagelsalz
100 g grobes Speisesalz
30 ml Twen 80
10 Tr. Rosenöl
10 Tr. Veilchenöl
10 Tr. Schlüsselblumenessenz
10 Tr. Lavendelöl
10 Tr. Gänseblümchenessenz

Die Salze in einer Schüssel mit dem Kochlöffel gut mischen. Twen 80 zugeben und erneut rühren. Nun die einzelnen Essenze und Öle in der genannten Reihenfolge zutropfen. Jedesmal gründlich durchrühren. Die fertige Salzmischung in eine trokkene, saubere und gut schließende Flasche geben. 1 Woche durchziehen lassen.

Zur Anwendung 3 EL auf 1 l Wasser verteilen. Die Füße nicht länger als 15 Minuten baden. Danach in handwarme Tücher einschlagen und 10 Minuten ruhen lassen. Mit einer milden Pflegecreme sanft massieren.

Fußpflegeöl

3 EL Kamillenöl
3 EL Salbeiöl
3 EL Mandelöl
3 EL Jojobaöl
8 EL Twen 80

Alle Öle in eine gut schließende Flasche geben und kräftig durchschütteln. Das Twen 80 zugeben und erneut schütteln. Die fest verschlossene Flasche 2 Wochen an einem dunklen zimmerwarmen Ort ziehen lassen.

Zur Anwendung 3 EL des Fußöls mit 1 EL Wasser vermischen und sanft in die Haut einmassieren. Danach die Füße in handwarme Tücher wickeln und 15 Minuten ruhen lassen.

Pflegeöl bei sehr trockener, zu Ekzemen neigender Haut

5 EL Sojaöl
5 EL Weizenkeimöl
5 EL Sesamöl
5 EL Rizinusöl
1 EL Lavendelöl
8 EL Twen 80

Alle Öle in einer Flasche gut durchschütteln. Das Twen 80 zugeben und erneut schütteln. Die fest verschlossene Flasche bei Raumtemperatur aufbewahren.

Zur Anwendung die Füße nach dem Bad einmassieren. Danach in handwarme Tücher wickeln und 15 Minuten ruhen lassen.

Thymian-Fußcreme

30 g Thymianblüten und -blätter
80 ml Wasser
6 EL Kakaobutter
8 EL gelbes Bienenwachs
3 EL Mandelöl
3 EL Stearinsäure
1 TL Borax

Aus Thymianblüten und -blättern mit kochendem Wasser einen Aufguß herstellen. 10 Minuten auf kleinster Flamme leise köcheln lassen. Danach weitere 30 Minuten erkalten lassen. Abseihen.

Vom Aufguß 30 ml abmessen und den Borax darin auflösen. Kakaobutter und Bienenwachs im milden Wasserbad schmelzen. Öl, Stearinsäure und den gelösten Borax zugeben. Kräftig mit dem elektrischen Schneebesen auf höchster Stufe umrühren. Dabei nach und nach den restlichen Thymianaufguß zugeben. Die cremige Masse vollends kaltrühren.

Die fertige Creme in eine geeignete fest schließende Dose geben und kühl aufbewahren.

Haltbarkeit: ca. 3 Monate.

Rosmarin-Balsam

200 g reines Schweinefett
10 Tr. Rosmarinöl
3 Tr. Salbeiöl

Das Schweinefett in einem Topf schmelzen. Dem erkalteten Schmalz die Öle beifügen. Gründlich verrühren und erkalten lassen. Gegebenenfalls vorher in geeignete Gefäße umfüllen.

Haltbarkeit: 4 – 5 Monate.

Rosmarin-Fußcreme

3 EL Rosmarinöl
2 EL Mandelöl
1 EL Jojobaöl
6 EL Kakaobutter
8 EL gelbes Bienenwachs
1 TL Borax
25 ml Wasser

Den Borax in Wasser auflösen. Das Gefäß beiseite stellen. Die Öle in einer Schüssel gut mischen und den Borax zugeben. Kakaobutter und Bienenwachs im milden Wasserbad schmelzen. Öle und Borax aus der Schüssel zugeben. Gründlich umrühren. Den Topf von der Feuerstelle nehmen und etwas abkühlen lassen. Mit dem Schneebesen auf höchster Geschwindigkeitsstufe vollends glattrühren. Die fertige Creme in ein geeignetes Gefäß streichen und verschließen. Kühl aufbewahren.

Diese Creme wirkt stark durchblutungsfördernd. Sie eignet sich daher auch sehr gut bei venösen Leiden und Krampfadern. Die Creme mit sanftem Strich in die Beine und Füße einmassieren. Dabei immer zum Herzen hin streichen.

Haltbarkeit: ca. 3 Monate.

Rubbelcreme gegen Hornhautbildung

3 EL sauberen Seesand
3 EL Sojaöl
3 EL Mandelkleie
2 EL Rizinusöl
2 EL Twen 80
40 ml Wasser
10 Tr. Melissenöl

Sojaöl und Rizinusöl mit Twen 80 in einer Schüssel verrühren. Das Wasser erhitzen. Die Mandelkleie 15 Minuten darin quellen lassen. Mit Seesand vermischen. Das Kleie-Sand-Gemisch unter die Ölmischung rühren und gut vermengen. Zuletzt das Melissenöl zutropfen und erneut durchrühren.

Die fertige Rubbelcreme in eine gut schließende Dose geben und kühl aufbewahren.

Zur Anwendung 2 EL der Creme auf die Handflächen verteilen und die Füße an den verhornten Stellen ausgiebig abschmirgeln. Mit reichlich lauwarmem Wasser abfrottieren. Danach eine Pflegesubstanz einmassieren und die Füße 15 Minuten unter einem angewärmten Handtuch ruhen lassen.

Körperpflege

Seifen und Reinigungsmittel

Flüssige Duftseife

100 g neutrales Shampoo oder Silberseife
3 EL Jasminöl
2 EL Rosmarinöl
1 EL Zitronenöl
1 TL Twen 80

Die Seife spänen. Mit Twen 80 in den im Wasserbad aufgelösten Ölen schmelzen. Die fertige Flüssigseife in geeignete Gefäße umfüllen, erkalten und ca. 2 Wochen durchziehen lassen.
Haltbarkeit: 3 – 4 Wochen.

Reinigungsmilch

Saft von 1 Zitrone
2 EL Honig
6 El süße Sahne
6 El neutrales Shampoo mit Perlmuttglanz
150 ml Vollmilch

Zitronensaft mit Honig im Wasserbad schmelzen. Die süße Sahne in die fast erkaltete Masse einrühren sowie das Shampoo beimengen. Zuletzt die Milch unterquirlen. Die fertige Reinigungsmilch gut verschließen. Reichlich anwenden.
Haltbarkeit: 10 Tage.

Brombeer-Seife

10 EL Buttermilchseife, gerieben oder gespänt
3 EL frische Brombeerblätter
1,5 l Wasser

Aus Brombeerblättern und Wasser einen Aufguß herstellen und zugedeckt etwa 3 Stunden erkalten lassen. Abseihen, danach den Aufguß erneut kurz aufkochen. Die vorbereitete Seife hineinrühren, bis sie völlig geschmolzen ist. Nun die cremige Masse in einem geeigneten Behälter erstarren lassen. Die Seife ist nach 3 Tagen gebrauchsfertig.

Wer einen speziellen Duft liebt, kann vor dem Einfüllen ein Duftöl seiner Wahl in die Seifenmasse tropfen.

Haltbarkeit: 3 – 4 Wochen.

Eichen-Seife

10 EL pulverisierte Eichenrinde
2 EL Honig
10 zerstoßene Eicheln
1 l Wasser
10 El Olivenöl-Seife, gerieben oder gespänt

Man bereitet aus zerstoßenen Eicheln und Wasser einen Aufguß, läßt ihn 3 Stunden ziehen und seiht ihn ab. Den fertigen Aufguß erneut kurz erhitzen. Den Honig und die Eichenrinde darin auflösen. Den Topf von der Feuerstelle nehmen. Die vorbereitete Seife einrühren. Die etwas erkaltete Seifenmasse in ein geeignetes Gefäß umfüllen und 3 Tage durchziehen lassen.

Haltbarkeit: 3 – 4 Wochen.

Seifenkraut-Gel

10 TL Seifenkraut, frisch oder getrocknet, im Mörser pulverisiert
1 l Wasser
10 EL Glyzerin-Seife, gerieben oder gespänt
5 Tr. Melissenöl

Seifenkraut und Wasser zu einem Aufguß verarbeiten. 3–4 Stunden zugedeckt ziehen und erkalten lassen. Abfiltern. Die Flüssigkeit kurz erhitzen und Seife unterrühren. In die cremige Masse Melissenöl tropfen. In einem geeigneten Behälter erkalten lassen. Nach 3 Tagen gebrauchsfertig.

Haltbarkeit: 3–4 Wochen.

Dusch- und Badezusätze

Duschcreme

1 Stück Glyzerinseife
3 EL Sojaöl
3 EL Mandelöl
5 EL Stiefmütterchenblüten, frisch oder getrocknet
2 EL Weinbrand

Aus den Ölen und Pflanzenteilen ein Mazerat herstellen. 3 – 4 Wochen zugedeckt an einem warmen Ort ziehen lassen. Abfiltern. Glyzerinseife fein spänen. Mit Weinbrand im Wasserbad schmelzen. Das abgefilterte Mazerat unter die Schmelze rühren, bis eine schaumige Creme entsteht. Verschlossen aufbewahren.

Haltbarkeit: 3 – 4 Monate.

Badeöl mit Algenextrakt

1 EL Eukalyptusöl
10 EL Algenextrakt (Apotheke)
1 EL Weizenkeimöl
5 EL 90 %iger Weingeist
2 EL Twen 80

Aus Ölen und Algenextrakt ein Mazerat herstellen. 4 Wochen verschlossen an einem warmen Ort ziehen lassen. Anschließend Weingeist und Twen 80 unterrühren. In eine saubere, trockene Flasche gießen.

Zur Anwendung benötigen Sie für ein Vollbad 1 – 2 EL Badeöl. Für ein Duschbad genügt die halbe Menge.

Haltbarkeit: 3 – 4 Monate.

Kräuter-Badesalz

4 Tassen Kräutermischung aus: Rosmarin, Thymian, Lavendel, Rosenblüten, Efeu, Latschenkiefer
1 l Wasser
3 Tassen Hagelsalz
2 Tassen grobes Speisesalz

Aus Kräutern und Wasser einen Aufguß herstellen. 2 Stunden zugedeckt ziehen lassen. Abseihen. Die Salze mischen. Teelöffelweise Kräuteraufguß beigeben, bis das Salz durchfeuchtet ist. Trocken aufbewahren.

Der restliche Aufguß eignet sich vorzüglich als Badezusatz und sollte möglichst umgehend verwendet werden. Die Menge reicht für 1 Vollbad.

Haltbarkeit: 3 – 4 Monate.

Brennessel-Bad

6 EL Sojaöl
6 EL Maisöl
10 EL Brennesselblüten und -blätter, frisch oder getrocknet
5 Tr. Melissenöl

Die Öle über die Brennessel geben, so daß die Pflanzenteile gut bedeckt sind. Danach 3 – 4 Wochen gut verschlossen und an einem warmen Ort ziehen lassen. Abfiltern. Das fertige Badeöl in eine saubere, trockene Flasche geben.

Zur Anwendung genügen 2 EL für ein Vollbad.

Haltbarkeit: 3 – 4 Monate.

Honig-Bad mit Lavendelduft

2 EL Honig
1 l Milch
10 Tr. Lavendelöl

Den Honig in der Milch auflösen. Diese sofort dem ca. 40 Grad warmen Vollbad unterschäumen. Das Lavendelöl erst jetzt zutropfen.

Löwenzahn-Calendula-Bad

5 Tassen frische Löwenzahnblätter
2 Tassen frische Calendulablüten (Ringelblumen)
1 Tasse frische oder getrocknete Holunderblüten
1 l Wasser
1 l Apfelessig oder Obstessig

Essig und Wasser langsam zum Kochen bringen. Die Kräuter zugeben, einmal kurz aufwallen und neben der Feuerstelle erkalten lassen. An einem kühlen Ort weitere 10 Stunden ziehen lassen. Abseihen. Die Kräuter dabei sehr gut ausdrücken. Die fertige Badeflüssigkeit in einer dunklen Flasche aufbewahren.

Zur Anwendung genügt die Menge von 300 ml für ein Vollbad von ca. 40 Grad C Badetemperatur.

Um die eine Abmagerungskur unterstützende Wirkung des Bades zu steigern, während der ersten 5 Bademinuten den ganzen Körper mit einem festen Massagehandschuh abreiben und an den besonders kritischen Stellen durch eine leichte Zupfmassage zu beleben. Anschließend weitere 10 – 15 Minuten bis zum Hals untertauchen und das Bad entspannt genießen. Nicht abtrocknen, sondern in einen vorgewärmten Bademantel und sogleich ins Bett schlüpfen. Morgens den ganzen Körper mit einer Pflegecreme nachbehandeln.

Haltbarkeit: 3 – 4 Wochen.

Buttermilch-Bad

1 Becher Buttermilch
10 Tr. Geraniumöl
1 Ei
1 EL Honig
50 ml Wasser

Honig bei milder Hitze in Wasser auflösen. Ein Ei in die lauwarme Honiglösung rühren. Die schaumige Masse mit Buttermilch verquirlen.

Sofort einem Vollbad von ca. 40 Grad Badetemperatur beimischen. Zuletzt das Geraniumöl zutropfen. Nach einem Bad von maximal 25 Minuten die Haut nur zart trockentupfen und ca. 10 Minuten mit dem Anziehen warten.

Senf-Badeessig

10 TL Senfpulver
6 EL Roßkastanienblüten (Apotheke)
1 l Wasser

Die Roßkastanienblüten mit kochendem Wasser übergießen, einmal kurz aufwallen lassen. 40 Minuten auf kleinster Flamme ziehen lassen. Anschließend neben dem Herd erkalten lassen. Abseihen, dabei die Pflanzenteile gut ausdrücken. Nun das Senfpulver in Ihrem Roßkastanien-Aufguß auflösen.

Die fertige Badeflüssigkeit reicht für zwei Anwendungen. Den Rest in einer dunklen, sauberen und trockenen Flasche aufbewahren.

Haltbarkeit: 14 Tage.

Pflegemittel

Körperöl

Eichenrinde-Öl

6 EL Eichenrinde, fein zerstoßen
6 EL Mandelöl
6 EL Sojaöl
6 EL Weizenkeimöl
10 Tr. Zitronenöl

Aus Eichenrinde und den Ölen (außer Zitronenöl) ein Mazerat herstellen und 4 Wochen durchziehen lassen. Sorgfältig abfiltern. Nun das Zitronenöl beimischen. In eine saubere dunkle Flasche umfüllen und gut schütteln.

Haltbarkeit: 3 – 4 Monate.

Avocadoöl

4 EL Sojaöl
5 EL Avocadoöl
1 EL Mandelöl
1 EL Maiskeimöl
1 EL Rizinusöl

Alle Öle miteinander im Wasserbad schmelzen und rühren, bis eine schlierenfreie Schmelze entstanden ist. In eine saubere dunkle Flasche umfüllen.

Haltbarkeit: 3 – 4 Monate.

Kornblumen-Öl

10 EL Kornblumen, frisch oder getrocknet (Apotheke)
10 EL Jojobaöl
5 EL Weizenkeimöl
4 EL Kamillenöl
5 Tr. eines beliebigen Duftöls

Aus Kornblumen und allen Ölen (außer Ihrem Duftöl!) ein Mazerat ansetzen. 4 Wochen ziehen lassen. Abfiltern, dabei die Kornblumen gut auspressen. Dem sehr schönen blauen Öl das Duftöl beimischen. In eine saubere dunkle Flasche füllen.

Haltbarkeit: 3 – 4 Monate.

Nuß-Öl

10 Mandeln
10 Walnüsse
10 Haselnüsse
10 EL Weizenkeimöl
6 EL Mandelöl
4 EL Sojaöl
1 El Orangenöl

Die Nüsse aufknacken. Die Kerne grob hacken. Die Schalen in einer Kaffeemühle fein zermahlen. Beides miteinander mischen. Mit allen Ölen verrühren. Das Mazerat 4 Wochen mazerieren lassen. Anschließend abfiltern. Zur Duftverbesserung eventuell einige weitere Tropfen Orangenöl beimischen.

In einer sauberen Flasche aufbewahren. Wegen der schönen dunklen Färbung sehr gut als Sonnenöl geeignet!

Haltbarkeit: 3 – 4 Monate.

Pfefferminz-Öl

10 EL frische Pfefferminze
10 EL Mandelöl
10 EL Pfefferminzöl
5 EL Weizenkeimöl

Aus Pfefferminze und allen Ölen in 4 Wochen Wirkzeit ein Mazerat herstellen. Sorgfältig abfiltern. In einer dunklen, sauberen Flasche aufbewahren. Nur sparsam anwenden.

Haltbarkeit: 3 – 4 Wochen.

Körpermilch

Rosen-Milch

4 EL frische Rosenblütenblätter oder 6 EL getrocknete
4 EL Sojaöl
1 EL Mandelöl
1 EL Maiskeimöl
2 EL weißes Bienenwachs
1 EL Kakaobutter
2 EL Allantoin (Apotheke)
1 EL Twen 80
3 EL Wasser

Aus Rosenblättern und allen Ölen ein Mazerat ansetzen. 4 Wochen durchziehen lassen und abfiltern.

Das Mazerat im Wasserbad mild erhitzen. Wachs, Kakaobutter, Allantoin und Twen 80 darin schmelzen. Das heiße Wasser unterrühren, bis die Masse erkaltet ist. In einem dunklen, sauberen Gefäß aufbewahren.

Haltbarkeit: 3 – 4 Wochen.

Pfirsich-Milch

2 Pfirsiche
10 El Öl aus gleichen Teilen von Mandel-, Weizenkeim- und Zypressenöl
1 EL Stearinsäure
1 EL gelbes Bienenwachs
1 EL Kakaobutter
1 EL Twen 80
5 EL Wasser

Aus dem zerdrückten Fruchtanteil nebst dem fein zermahlenen Kernholz und dem zerdrückten Weichkern mit allen Ölen ein Mazerat herstellen. 4 Wochen durchziehen lassen. Abfiltern. Im Wasserbad mild erhitzen. Wachs, Stearinsäure, Kakaobutter und Twen 80 darin schmelzen. Das heiße Wasser unterrühren, bis die cremige Masse kalt ist. Kühl aufbewahren.

Haltbarkeit: 14 Tage.

Melonen-Milch

1 Zuckermelone
1 EL Honig
4 EL Melissenöl
4 EL Mandelöl
4 El Weizenkeimöl
1 El Twen 80
1 EL Kakaobutter
5 EL Wasser

Aus Melone, Honig und Ölen ein Mazerat herstellen. 4 Wochen ruhen lassen, dann abfiltern. Im Wasserbad mild erwärmen. Twen 80 und Kakaobutter darin schmelzen. Das heiße Wasser unterrühren, kaltrühren. Kühl aufbewahren.

Haltbarkeit: 2 – 3 Wochen.

Lorbeer-Milch

10 Lorbeerblätter, fein zerstoßen
5 El Nelkenöl
6 El Weinbrand
5 EL Mandelöl
5 EL Weizenkeimöl
10 EL Wasser
3 EL gelbes Bienenwachs
1 EL Twen 80

Aus Lorbeer, Weinbrand und allen Ölen ein Mazerat ansetzen. 3 Wochen mazerieren lassen, dann abfiltern. Im Wasserbad erwärmen. Wachs und Twen 80 darin schmelzen. Das heiße Wasser unterrühren, bis die cremige Masse erkaltet. Kühl aufbewahren.

Haltbarkeit: 3 – 4 Monate.

Zimt-Milch

2 Stangen Zimt
6 EL Weizenkeimöl
6 EL Olivenöl
1 EL Kakaobutter
1 EL Stearinsäure
2 EL gelbes Bienenwachs
10 EL Wasser
1 EL Twen 80

Zimt mit den Ölen zu einem Mazerat ansetzen. 3 Wochen mazerieren lassen, dann abfiltern. Im Wasserbad erwärmen. Wachs, Kakaobutter, Stearinsäure und Twen 80 darin schmelzen. Das heiße Wasser unterrühren, bis die Masse erkaltet.

Kühl aufbewahren.

Haltbarkeit: 3 – 4 Monate.

Sommersonnenfreuden

Hautpflegemittel für alle Hauttypen

Einfaches Sonnenöl

4 EL Kakaobutter
4 EL Olivenöl
3 EL Mandelöl
3 EL Weizenkeimöl
1 l starker Schwarztee ohne Aromastoffe

Tee zubereiten. Dafür auf 1 l kochendes Wasser 6 EL Teeblätter abmessen. Mit sprudelnd kochendem Wasser überbrühen. 12 Minuten ziehen lassen, dann beiseite stellen. Während der Tee abkühlt, Kakaobutter im milden Wasserbad schmelzen. Die restlichen Öle eßlöffelweise untermischen. Den Topf vom Herd nehmen und den fertigen Tee hinzugeben. Die Mischung 5 Minuten gut durchrühren. Danach in eine dunkle Flasche füllen.

Vor jedem Gebrauch schütteln!

Dieses Sonnenöl hat eine tiefbräunende Wirkung. Es schützt jedoch nicht stundenlang vor Sonnenbrand!

Nach jedem Sonnenbad den Körper mit einer milden Reinigungsmilch verwöhnen und anschließend ein Sonnenschutzmittel auftragen. Um bessere Wirksamkeit der Pflegemittel zu gewährleisten, erst etwa eine halbe Stunde nach dem Eincremen vollständig ankleiden.

Tee-Öl

10 El Sesamöl
3 EL Kokosnußöl
3 EL Lanolin
2 El Apfelessig
12 EL sehr starker schwarzer Tee ohne Aromastoffe

Tee zubereiten, dabei auf 0,5 l sprudelnd kochendes Wasser 3 gehäufte EL Teeblätter abmessen. 12 Minuten ziehen lassen. Den Tee beiseite stellen und abkühlen lassen. Inzwischen das Kokosnußöl bei milder Hitze im Wasserbad schmelzen. Die anderen Öle zugeben. Den Topf vom Herd nehmen. Apfelessig und Schwarztee unterrühren.

Die fertige Mischung in eine dunkle Flasche gießen und gründlich durchschütteln. Kühl, aber nicht kalt lagern.

Tee färbt mit Hilfe der Sonne die Haut sehr rasch und nachhaltig braun. Ein Schutz vor Sonnenbrand ist allein mit einem teehaltigen Mittel nicht gewährleistet. Hilfreicher ist hier das Sesamöl, das einen natürlichen Schutz vor UV-Strahlen schenkt. Einen Sonnenbrand verhindern kann Teeöl nur dann, wenn Vernunft und Maß im Spiel sind!

Haltbarkeit: 8 Wochen.

Kokosnuß-Öl

10 EL Kokosnußöl
10 EL Sesamöl
5 EL Walnußöl
10 Tr. Rosmarinöl
10 EL Kakaobutter

Alle Öle und die Kakaobutter im milden Wasserbad schmelzen. Von der Feuerstelle nehmen und kaltrühren. Kühl aufbewahren.

Haltbarkeit: 6 Monate.

Eukalyptus-Sonnenöl

6 EL Sesamöl
10 Tr. Eukalyptusöl
6 EL Kakaobutter
6 EL Olivenöl

Die Kakaobutter im milden Wasserbad schmelzen. Langsam die restlichen Öle zugeben. Den Topf vom Herd nehmen. Die Mischung erkalten lassen. Kurz vor dem völligen Abkühlen in eine dunkle Flasche füllen.

Das Öl nun 10 Tage lang an einem hellen Fenster durchziehen lassen.

Vor jedem Gebrauch gründlich schütteln.

Haltbarkeit: ca. 6 Wochen, bei kühler Lagerung auch 8 Wochen möglich.

Bräunungsöl

4 EL Mandelöl
4 EL Kakaobutter
4 El Sesamöl
4 EL Sonnenblumenöl
500 ml starker schwarzer Tee

Alle Öle im Wasserbad vermischen. Abkühlen lassen. Den sehr starken Schwarztee mit dem Handrührgerät unterrühren. 10 Minuten verquirlen.

Das fertige Ölgemisch in eine fest verschließbare Flasche füllen.

Da die Öle nicht vollkommen mit dem Tee vermischen, ist es notwendig, das Präparat vor Gebrauch sehr gründlich zu schütteln.

Haltbarkeit: 6 Monate.

Jod-Sonnenschutzmittel

6 EL Sesamöl
4 EL Weizenkeimöl
4 EL Jojobaöl
10 EL Apfelessig oder eine andere Sorte Obstessig
1 1/2 TL Jodtinktur (Apotheke)
10 Tr. Thymianöl

Die Öle mit Apfelessig und Jod mit dem Schneebesen auf höchster Elektrostufe durchrühren oder im Mixer verrühren. Die Rührzeit sollte mindestens 3 Minuten betragen. Nun das Thymianöl beitropfen und nochmals gut schütteln.

Die fertige Mischung in eine dunkle Flasche füllen und bei Raumtemperatur lagern.

Haltbarkeit: ca. 4 Wochen, bei kühler Temperatur auch 6 Wochen möglich.

Lanolin-Bräunungsöl

10 EL Sesamöl
6 EL Weizenkeimöl
10 EL wasserlösliches Lanolin (Apotheke)
500 ml Wasser

Das Lanolin bei milder Hitze im Wasserbad schmelzen. Unbedingt gleichzeitig Wasser und Öl zugießen. Dies gelingt am besten, wenn Sie einen Helfer engagieren können, der das Lanolin im Wasserbad umrührt. Die fertige Mischung 5 Minuten gut weiterrühren.

Nun das Bräunungsöl in eine dunkle Flasche füllen und im Kühlschrank aufbewahren. Vor jedem Gebrauch kräftig durchschütteln.

Haltbarkeit: ca. 4 Wochen, bei guter Kühlung auch 8 Wochen möglich.

Anis-Sonnenöl

10 EL Anisöl
1/2 TL Zimtöl
3 EL Aprikosenöl

Die Öle in eine dunkle Flasche füllen und kräftig durchschütteln. Etwa 8 Tage an ein warmes Fenster stellen und mehrmals täglich schütteln.

Das fertige Öl ist ein vorzügliches Hautpflegemittel, das sich positiv auf alle trockenen Hautstellen auswirkt und auch der Faltenbildung gut vorbeugt.

Zum Sonnenbaden reichlich auf beide Handflächen gießen und gründlich einmassieren. Da sich die Wirkung am schönsten entfaltet, wenn das Öl vor dem Sonnenbaden in die Haut einziehen kann, empfiehlt es sich, das Öl eine halbe Stunde unbekleidet einwirken zu lassen.

Haltbarkeit: ca. 6 Wochen bei guter Kühlung.

Sesam-Sonnenöl

10 EL Sesamöl
5 EL Mandelöl
3 EL Benzoeharz

Das Benzoeharz mit dem Sesamöl in einem milden Wasserbad leicht erwärmen und alles gut verrühren. Anschließend in eine dunkle Flasche füllen und fest verschließen. Der angenehm herbe Holzduft des Sonnenöls wird auch Männer erfreuen.

Haltbarkeit: ca. 10 Wochen.

Orangenblüten-Sonnenöl

3 El Olivenöl
30 g getrocknete Orangenblüten
60 ml Wasser
2 TL Borax
15 Tr. Rosenöl
100 ml Sesamöl

Die Orangenblüten mit kochendem Wasser bedecken. Einmal kurz aufwallen, dann abkühlen lassen. 45 Minuten ziehen lassen, dann abfiltern. Inzwischen den Borax in wenig Wasser auflösen und beiseite stellen.

Sesamöl und Olivenöl mild erwärmen und gut verrühren. Den Topf von der Feuerstelle nehmen. Nun das Orangenwasser und das Boraxwasser untermischen. 15 Minuten kräftig mit dem Schneebesen auf höchster Elektrostufe durchrühren. Zuletzt das Rosenöl zutropfen und nochmals 5 Minuten durchrühren.

Die fertige Mischung in ein dunkles Gefäß mit Verschluß füllen. 3 Tage an einem dunklen Ort ruhen lassen.

Haltbarkeit: ca. 10 Wochen.

Aprikosen-Sonnenöl

12 El Aprikosenöl
4 Tr. Jasminöl oder ein anderes Duftöl nach freier Wahl

Die Öle in ein gut schließendes Gefäß füllen und kräftig schütteln. An einem hellen, sonnigen Fenster 10 Tage durchziehen lassen. Dabei mehrmals täglich schütteln.

Dieses Sonnenöl ist ein vorzügliches Hautpflegemittel, das sich nicht nur zum Sonnenbaden empfiehlt.

Haltbarkeit: ca. 10 Wochen.

Lavendel-Sonnenöl

2 Stengel frischer Lavendel
6 EL Sesamöl
5 EL Olivenöl
3 EL Obstessig
10 Tr. Lavendelöl

Alle Zutaten in einem Mixer verrühren oder mit dem elektrischen Schneebesen auf höchster Stufe 10 Minuten durchquirlen. Nun in eine hohe dunkle Flasche mit festem Verschluß gießen. Die Lavendelzweige in das Ölgemisch stecken. Die Flasche fest verschließen. An einem sonnigen Fenster 10 Tage durchziehen lassen.

Vor jedem Gebrauch schütteln.

Haltbarkeit: ca. 10 Wochen bei guter Kühlung, ohne Kühlung etwa 6 Wochen.

Kornblumen-Sonnenöl

5 EL Sesamöl
5 EL Olivenöl
5 EL Maiskeimöl
5 EL Sonnenblumenöl
10 EL Kornblumenöl
4 EL Apfelessig

Alle Öle in einem milden Wasserbad leicht erwärmen. Den Apfelessig zugeben. Den Topf von der Feuerstelle nehmen. 10 Minuten mit dem Schneebesen auf höchster Elektrostufe verrühren.

Die fertige Mischung in eine dunkle Flasche füllen und 3 Tage an einem dunklen Ort ruhen lassen.

Das sehr schöne blaue Öl eignet sich auch als Körperpflegeöl sehr gut.

Meerwasserfestes Sonnenöl

12 EL Rizinusöl
12 EL Sojaöl
12 EL Avocadoöl
10 EL Nußöl

Alle Zutaten in eine Flasche geben und kräftig durchschütteln. Die Flasche fest verschließen. Das gebrauchsfertige Öl möglichst dunkel und bei Raumtemperatur lagern.

Achtung: Das Öl fettet sehr stark. Um eine Verschmutzung der Kleidung zu vermeiden, sollte man es sehr sparsam auftragen und vor dem Ankleiden eine halbe Stunde einziehen lassen.

Haltbarkeit: ca. 6 Monate.

Mandel-Sonnenschutzöl

2 EL fein geriebene Mandeln
50 ml Wasser
8 EL Sojaöl
1 EL Avocadoöl
1 EL Kamillenöl
4 EL Twen 80

Die Mandeln in einem Mörser sehr fein zerstoßen. Nach und nach das Wasser zugeben. Es entsteht eine feine, weißlich-flokkende Milch. Die Öle mit Twen 80 verrühren. Die Mandelmilch zugeben. Die Mischung in eine dunkle Flasche geben. Drei Wochen fest verschlossen an einem warmen Ort durchziehen lassen. Danach durch ein feines Sieb oder ein Mulltuch abseihen.

Das fertige Mandel-Öl in eine andere Flasche umgießen. Verschließen und bei Zimmertemperatur aufbewahren.

Zur Anwendung: Das Öl läßt sich mit Wasser verdünnen, am günstigsten ist ein Mischungsverhältnis 2:1.

Haltbarkeit: ca. 5 Monate.

Nicht fettendes Sonnenöl

10 EL Nußöl
5 EL Jojobaöl
5 EL Sojaöl
5 EL Twen 80
4 EL Melissenöl

Alle Zutaten in einer weiten Rührschüssel gut miteinander mischen. Das fertige Sonnenöl in eine dunkle Flasche gießen. Fest verschließen, im Kühlschrank aufbewahren.

Zur Anwendung die Flasche stets kräftig schütteln. Danach das Öl im Verhältnis 2:1 (zwei Teile Öl, ein Teil Wasser) mit Wasser mischen und über den Körper verteilen. Die Schutzwirkung wird durch ein leichtes Einmassieren des Öls gesteigert.

Haltbarkeit: ca. 6 Monate.

Rosmarin-Sonnenöl

5 EL getrocknete Rosmarinblätter
100 ml Wasser
5 EL Nußöl
6 EL Kakaobutter
6 EL Avocadoöl
8 EL Twen 80

Aus Rosmarinblättern und Wasser einen Aufguß herstellen, 30 Minuten auf kleinster Flamme ziehen lassen. Abseihen. Inzwischen die Öle in einer Schüssel verrühren und Twen 80 zugeben. Zuletzt den Rosmarinaufguß beimischen. 15 Minuten kräftig mit dem Schneebesen oder im Mixer rühren.

Das fertige Rosmarin-Öl in eine dunkle Flasche geben. Fest verschließen. Kühl aufbewahren. Die Wirksamkeit des Sonnenschutz-Öls steigert sich mit der Lagerung.

Haltbarkeit: ca. 6 Monate.

Schachtelhalm-Sonnenöl

30 g getrocknetes Schachtelhalmkraut
80 ml Wasser
10 EL Orangenblütenöl
10 EL Weizenkeimöl
12 EL Sesamöl
6 EL Twen 80

Aus Schachtelhalmkraut und kochendem Wasser einen Aufguß herstellen. Diesen 1 Stunde auf kleinster Flamme durchziehen lassen, danach durch ein feines Mulltuch abseihen. Das Kraut dabei gut ausdrücken. Die Öle mit Twen 80 in einer weiten Schüssel gut vermischen. Nun mit einem Schneebesen auf höchster Geschwindigkeitsstufe den Schachtelhalmaufguß unterrühren.

Das gebrauchsfertige Sonnenöl in eine dunkle Flasche gießen. Fest verschließen und bei Raumtemperatur aufbewahren.

Zur Anwendung: Das Schachtelhalm-Öl erweist sich als weniger fettend, wenn Sie zur Anwendung eine kleine Menge Öl in eine Schüssel geben und im Verhältnis 3:2 mit Wasser mischen. Dann mit der Hand großzügig auf dem Körper verteilen und das Öl leicht einmassieren. Vor dem Ankleiden 10 Minuten antrocknen und einziehen lassen!

Haltbarkeit: 6 Monate.

Karotten-Sonnenöl

5 große, fein geriebene Karotten
20 EL Sojaöl
20 EL Mandelöl
20 EL Sesamöl
5 El Nußöl
10 EL Twen 80
15 Tr. Melissenöl oder Zitronenöl

Aus den geriebenen Karotten und dem Öl (außer Melissenöl oder Zitronenöl) ein Mazerat herstellen und 3 Wochen an einem dunklen Ort ziehen lassen. Das fertige Mazerat durch einen feinen Filter oder ein feines Mulltuch abseihen. Die Karotten dabei gut ausdrücken. 100 ml Mazerat mit Twen 80 in einer Schüssel gut verrühren. Nun das Melissen- oder Zitronenöl zutropfen und ebenfalls gut verrühren.

Das fertige Karotten-Sonnenöl in eine dunkle Flasche füllen und fest verschließen. Im Kühlschrank aufbewahren.

Das restliche Mazerat läßt sich sehr gut als Badezusatz verwenden.

Haltbarkeit: ca. 3 Monate.

Bergamotte-Öl

10 EL Avocadoöl
10 EL Bergamotteöl

Beide Öle im sehr milden Wasserbad gut verrühren, bis keine Schlieren mehr vorhanden sind. Sofort vom Herd nehmen und vollständig auskühlen lassen.

In eine dunkle Flasche füllen. Fest verschließen, da der köstlich-exotische Duft des Bergamotteöls rasch verfliegt.

Haltbarkeit: 6 Monate.

Kinder-Sonnenpflegeöl

10 EL Sojaöl
15 EL Mandelöl
15 EL Sesamöl
30 g getrocknete Kamillenblüten
10 EL Twen 80

Aus Kamillenblüten und den gut gemischten Ölen ein Mazerat herstellen. Dieses 4 Wochen an einem dunklen, warmen Ort ziehen lassen. Anschließend durch ein feines Sieb oder ein Mulltuch abseihen. Die Kamillenblüten dabei gut ausdrücken. Nun das Twen 80 in der Ölmischung auflösen und gut durchrühren.

Das fertige Kinderöl in eine dunkle Flasche geben. Verschließen. Bei Raumtemperatur aufbewahren.

Zur Anwendung: Das Kinderöl eignet sich nicht nur zur Sonnenpflege. Es ist ein mildes und wirksames Mittel für Kinder mit sehr trockener, reizempfindlicher Haut.

Zur Anwendung außerhalb der Sonnensaison läßt es sich sehr gut mit Wasser verdünnen. Am günstigsten ist ein Mischungsverhältnis von 2 Teilen Öl auf einen Teil Wasser.

Das Öl immer etwa 5 Minuten auf der nackten Haut einziehen lassen, ehe das Kind wieder angekleidet wird.

Haltbarkeit: ca. 6 Monate.

Kinder-Sonnencreme

4 EL Kamillenöl
1 EL Nußöl
4 EL Kakaobutter
5 EL Sesamöl
8 EL weißes Bienenwachs
1 TL Borax
50 ml Wasser

Den Borax in Wasser auflösen. Beiseite stellen. Kakaobutter und Wachs in einem milden Wasserbad schmelzen. Die Öle langsam zugeben und gut verrühren. Den Topf von der Feuerstelle nehmen und den aufgelösten Borax untermischen. Bis zum völligen Erkalten der cremigen Masse mit dem elektrischen Schneebesen auf höchster Geschwindigkeitsstufe rühren.

Die fertige Creme in eine saubere, fest schließende Dose streichen und kühl aufbewahren.

Zur Anwendung: Diese Creme enthält mit Sesam- und Nußöl einen guten Schutz gegen UV-Strahlen. Dennoch kann sie keinen Sonnenbrand verhindern, wenn der Sonneneinwirkung nicht Rechnung getragen wird. In den ersten Sonnentagen sollte das Kind mehrmals täglich gut eingecremt werden und auch nicht ohne dünnes Hemdchen herumlaufen. Die Haut gewöhnt sich nur allmählich an die stärkere Sonneneinstrahlung. Erst wenn das Kind eine leichte Sommerfarbe angenommen hat, kann die Haut an mehr Sonne und etwas geringere Pflege gewöhnt werden.

Haltbarkeit: ca. 3 Monate.

Hilfe gegen Sonnenbrand

Eiweiß-Lotion

2 sehr steife Eischnee
1 TL Honig, kaltgeschleudert
3 EL Gurkensaft

Alle Zutaten in einer Schüssel gut mischen und mit dem Schneebesen 3 Minuten lang verquirlen.

Sofort auf die verbrannten Körperstellen auftragen und antrocknen lassen.

Quitten-Lotion

1 große, reife Quitte
3 EL Quittensamen
5 EL Wasser
300 ml frische Vollmilch

Die Quitte in Schnitze teilen. Gemeinsam mit den Quittensamen in eine Schüssel geben. Mit kochendem Wasser überbrühen. Unter Rühren so lange ziehen lassen, bis sich eine leichte Geleeschicht gebildet hat. Nun mit der Milch verquirlen.

In eine Flasche geben und nochmals gut durchschütteln.

Zur Anwendung die Lotion reichlich auf den geröteten Körper auftragen. Die kühlende, pflegende und entspannende Wirkung setzt umgehend ein.

Haltbarkeit: entsprechend dem Verfallsdatum der verwendeten Milch.

Honig-Lotion

1 Eigelb
2 EL Honig
10 EL Gurkensaft

Honig in erwärmtem Gurkensaft auflösen. Das Eigelb unterrühren. Abkühlen lassen.

Mit kühlen Händen auf die Haut streichen. Gute Wirksamkeit gegen Sonnenbrand. Sofort verwenden.

Essig-Lotion I

10 EL Wasser
1 EL Obstessig
5 EL Rotwein

Alle Zutaten gründlich miteinander verrühren. Mit Hilfe eines weichen Tuches auf die verbrannte Haut auftragen, jedoch nicht reiben oder drücken. Am wirkungsvollsten ist es, ein in der Lotion getränktes weiches Tuch als Kompresse auf den Körper zu legen und abtrocknen zu lassen.

Haltbarkeit: 6 Monate.

Essig-Lotion II

10 EL Apfelessig
20 EL Wasser

Beide Zutaten gründlich in einer Flasche durchschütteln. Mit einem feinen Tuch auf die betroffenen Körperstellen aufbringen. Am besten das Tuch liegen lassen und über 15 bis 20 Minuten hinweg immer wieder mit der Lotion tränken.

Anschließend eine milde Pflegelotion auftragen.

Taubnessel-Gel

10 EL Wasser
10 EL Taubnessel-Pflanze, frisch oder getrocknet
1 Eiweiß
1 Blatt weiße Gelatine

Aus Wasser und Pflanzenteilen einen Aufguß herstellen. 10 Minuten ziehen lassen, dann abseihen. Die Gelatine nach Vorschrift auflösen. Das Eiweiß steif schlagen. Die Gelatine mit dem Taubnessel-Aufguß vermischen. In die erhärtende Masse das steife Eiweiß ziehen. Vollends erkalten lassen.

Bei Sonnenbrand reichlich auftragen. Sehr wirksam! Sofort verwenden.

Eukalyptus-Lotion

2 EL Weizenkeimöl
1 EL Vaseline
3 EL Eukalyptusöl
1 Becher haltbare Schlagsahne

Öl und Vaseline in einem milden Wasserbad schmelzen und gut verrühren. Nun die Sahne steif schlagen. Unter das abgekühlte Ölgemisch geben und vorsichtig durchrühren.

Sofort auf den geröteten Körper bringen. Die Wirkung ist nachhaltig. Eventuell vorhandene Reste in einer Flasche fest verschließen und im Kühlschrank lagern.

Haltbarkeit: entsprechend dem Verfallsdatum der Sahne.

Alba-aquosa-Lotion

100 ml fertige Lotion alba aquosa (Apotheke)
3 EL Glyzerin
1 EL Mandelöl
5 EL Wasser

Alle Zutaten in einer dunklen Flasche gut vermischen und 3 Tage ruhen lassen. Vor Gebrauch erneut kräftig durchschütteln.

Die weiße Lotion haftet fest auf der Haut und sollte nicht wieder abgewaschen werden, um die heilende Wirkung nicht zu beeinträchtigen.

Haltbarkeit: entsprechend dem Verfallsdatum der Lotio alba aquosa, Kühlung nicht nötig.

Lavendel-Lotion

2 EL Lavendelöl
1 EL Rosenwasser
10 EL Obstessig
3 EL Hamameliswasser

Alle Zutaten in einem großen Schüttelbecher mischen. Sofort auf die betroffenen Hautpartien aufbringen und dort antrocknen lassen. Keine weitere Pflege nötig.

Das eventuell übrig gebliebene Pflegemittel in eine dunkle Flasche füllen und gut verschlossen kühl aufbewahren.

Haltbarkeit: ca. 3 Wochen.

Kamillenblüten-Lotion

10 EL Kamillenblütenöl
300 ml frische Vollmilch

Öl und Milch in einem großen Schüttelbecher oder im Mixer kräftig durchschütteln und vermischen.

Sofort auf die geröteten Körperstellen aufbringen und antrocknen lassen.

Eventuelle Reste gut verschlossen und kühl aufbewahren.

Haltbarkeit: entsprechend dem Verfallsdatum der verwendeten Milch.

Kornblumen-Sonnencreme

4 EL Sesamöl
4 EL Kornblumenöl
10 EL weißes Bienenwachs

Das Bienenwachs im milden Wasserbad zum Schmelzen bringen. Den Topf von der Feuerstelle nehmen. Das Kornblumenöl und das Sesamöl untermischen. Bis zum völligen Erkalten mit dem elektrischen Schneebesen auf höchster Geschwindigkeitsstufe kaltrühren.

Die fertige Creme in ein passendes, gut schließendes Gefäß füllen und sehr kühl aufbewahren.

Durch den hohen Anteil an Sesamöl sehr gut gegen Sonnenbrand geeignet.

Schlüsselblumenblüten-Creme

6 EL Schlüsselblumenöl (Apotheke)
10 EL Sesamöl
5 EL Mandelöl
1 Eiweiß
12 EL weißes Bienenwachs

Bienenwachs im milden Wasserbad schmelzen. Die Öle langsam beimischen. Den Topf von der Feuerstelle nehmen und vollständig kaltrühren. Erst nach dem Fertigstellen der Creme das sehr steife Eiweiß vorsichtig unterziehen.

Die Creme in einem geeigneten Gefäß fest verschließen. Sehr kühl aufbewahren.

Eignet sich vortrefflich zur Behandlung eines heftigen Sonnenbrands, kann aber auch vorbeugend als Sonnenschutzmittel aufgetragen werden.

Haltbarkeit: 2 Wochen bei guter Kühlung.

Pflaumen-Lotion

5 große frische Pflaumen ohne Stein
2 frische Aprikosen ohne Haut
3 EL Olivenöl
1 Becher süße Sahne

Die Früchte im Mixer zu Mus rühren. Mit dem Olivenöl vermischen und nun die sehr steif geschlagene Sahne unterziehen. Sofort auf die betroffenen Hautstellen aufbringen. Eventuelle Reste verzehren!

Die Haut nach ca. 30 Minuten Einwirkzeit mit einer sanften Reinigungslotion abwaschen und an der Luft trocknen lassen.

Tee-Creme

6 gehäufte EL Schwarztee mit Rosengeschmack
2 EL Rosenöl
6 EL Sesamöl
10 EL weißes Bienenwachs

Den Tee mit sprudelnd heißem Wasser aufgießen. 15 Minuten durchziehen lassen. Abseihen. Es dürfen keine Rückstände im Tee bleiben. Das Bienenwachs im Wasserbad schmelzen. Die Öle langsam löffelweise beimischen. Den Topf von der Feuerstelle nehmen und den Tee unterrühren. Mit dem Schneebesen auf höchster Geschwindigkeitsstufe vollständig kaltrühren.

Die fertige Tee-Creme in ein passendes Gefäß mit Schraub- oder Schnappverschluß füllen und kühl aufbewahren.

Zur Anwendung reichlich auftragen. 10 Minuten einziehen lassen. Den auf der Haut sichtbaren Rest vorsichtig mit einem weichen Tuch abstreifen oder einmassieren. Auch gut als Schutzmittel oder Bräunungsmittel geeignet.

Haltbarkeit: ca. 6 Wochen.

Buttermilch-Balsam

5 EL Buttermilch
5 EL Hamamelis-Wasser
3 Tr. Glyzerinöl

Alle Zutaten gründlich vermischen.

Sofort mit kühlen Händen auf die verbrannte Haut streichen. Die Wirkung ist gut.

Erdbeer-Balsam

6 große Erdbeeren
Obstessig
Wasser

6 große frische oder tiefgefrorene Erdbeeren zu Mus zerdrükken. Auf die betroffenen Hautpartien auflegen und ca. 20 Minuten dort einwirken lassen. Anschließend mit etwas Obstessig in Wasser verdünnt abwaschen und an der Luft trocknen lassen.

Achtung! Nicht für Menschen mit sehr empfindlicher, zu Allergien neigender Haut geeignet!

Brennessel-Creme

40 g frische (oder 30 g getrocknete) Brennesselblätter
300 ml kochendes Wasser
6 EL Sesamöl
3 EL Weizenkeimöl
12 EL weißes Bienenwachs

Aus Brennessel und Wasser einen Aufguß herstellen. 20 Minuten durchziehen lassen. Durch ein feines Mulltuch abseihen, die Blätter dabei gut ausdrücken. Bienenwachs und Öle im Wasserbad schmelzen. Wenn keine Schlieren mehr zu sehen sind, den Brennesselaufguß zugeben und kräftig weiterrühren. Den Topf von der Feuerstelle nehmen. Die Crememasse vollständig glattrühren.

In einer geeigneten Schraub- oder Schnappdeckeldose aufbewahren. Raumtemperatur ist besser geeignet als Kühlschrank.

Zur Anwendung die Creme reichlich auftragen. 10 Minuten auf der Haut einziehen lassen. Eventuelle Reste mit einem weichen Tuch abnehmen oder einmassieren.

Haltbarkeit: ca. 4 Wochen.

Engelwurz-Öl

3 EL getrocknetes Engelwurzkraut
80 ml Wasser
12 EL Nußöl
5 EL Kakaobutter
5 EL Twen 80
10 Tr. Rosenöl

Aus Engelwurz und Wasser einen Aufguß zubereiten. 1 Stunde auf kleinster Flamme ziehen lassen, dann abseihen. Die Engelwurz dabei durch ein feines Mulltuch gut ausdrücken. Den Aufguß beiseite stellen. Die Kakaobutter im milden Wasserbad schmelzen. Nußöl und den Engelwurz-Aufguß zugeben. Den Topf von der Feuerstelle nehmen. Unter stetigem Rühren erkalten lassen. Twen 80 zugeben. Weitere 10 Minuten kräftig rühren. Nun das Rosenöl zutropfen und kurz umrühren.

Die fertige Ölmischung in eine dunkle Flasche gießen, fest verschließen und zimmerwarm aufbewahren.

Haltbarkeit: ca. 6 Monate.

Deodorants

Lavendel-Deo

3 EL Lavendelblüten
2 EL Efeublätter
100 ml Wasser
3 EL 90 %iger Weingeist
5 Tr. Lavendelöl

Aus Pflanzen und Wasser einen Aufguß herstellen. 30 Minuten ziehen lassen, dann abfiltern. 80 ml Aufguß mit Weingeist und Lavendelöl verrühren.

Das fertige Deodorant in eine saubere Sprühflasche gießen.

Haltbarkeit: 3–4 Wochen, nach 2 Wochen spürbar wirkungsärmer.

Jasmin-Deo

4 EL Jasminblüten
2 EL Salbeiblätter
1 EL Rosmarinblätter
100 ml Wasser
4 EL 90 %iger Weingeist
5 Tr. Jasminöl

Aus Pflanzen und Wasser einen Aufguß herstellen. 1 Stunde ziehen lassen, dann abfiltern. Weingeist und Jasminöl unterrühren. In eine Sprühflasche füllen.

Haltbarkeit: 3–4 Wochen, nach 2 Wochen spürbar wirkungsärmer.

Zimt-Deo

4 EL Zimtpulver
1 Msp. Nelkenpulver
50 ml Wasser
1 EL Zimtöl
1 EL Twen 80
1 EL 90%iger Weingeist

Aus Zimt- und Nelkenpulver mit Zimtöl ein Mazerat ansetzen. 3 Wochen mazerieren. Abfiltern. Im Wasserbad mild erwärmen. Twen 80, Weingeist und Wasser unterrühren und erkalten lassen. In eine Sprühflasche füllen.

Haltbarkeit: 10 Tage.

Orangen-Deo

3 El Orangenblüten
3 EL Orangenblütenöl
100 ml Wasser
1 El 90%iger Weingeist
1 El Twen 80

Aus Orangenblüten und -öl ein Mazerat herstellen. 4 Wochen mazerieren, dann abfiltern. Im Wasserbad erwärmen. Twen 80 und Weingeist einrühren. Erkalten lassen und in eine Sprühflasche füllen.

Haltbarkeit: 10 – 14 Tage.

Kräuter-Deo

3 EL Iriswurzel
3 EL Efeublätter
1 TL Kampfer
6 EL Zedernholzöl
1 EL Twen 80
200 ml Wasser
1 EL 90%iger Weingeist

Aus Pflanzenteilen und Öl ein Mazerat herstellen. 3 Wochen ruhen lassen, dann abfiltern. Im Wasserbad erwärmen. Twen 80, Weingeist und heißes Wasser einrühren, bis alles erkaltet ist. In eine Sprühflasche füllen oder zu Waschungen benutzen.

Haltbarkeit: 3 – 4 Wochen.

Bergamotte-Deo

2 El Bergamotteöl
1 EL Orangenöl
1 EL Rosmarinöl
1 TL Ambraessenz
1,5 l beliebiger (weißer) Alkohol

Alle Zutaten gemeinsam luftdicht in einem Gefäß verschließen. 6 – 7 Monate durchziehen lassen, dabei täglich die Flüssigkeit durchschütteln. Abfiltern. Den gewünschten Teil in eine Sprühflasche abfüllen. Den Rest kühl und dunkel aufbewahren.

Duftwässer

Selbst hergestellte Duftwässer sind nicht nur preiswerter als industriell hergestellte. Sie lassen sich vor allem in der Kombination von Duftnoten herstellen, die Ihnen am besten gefällt, Ihrem Typ entspricht oder Ihre Laune widerspiegelt. Ihrer Fantasie sind keine Grenzen gesetzt.

Die nachfolgenden Rezepte wollen Ihnen nur ein Leitfaden sein. Sie werden feststellen, daß Sie schon in relativ kurzer Zeit eine ganze Kollektion von Duftstoffen sammeln können und in der Kombination mit verschiedenen Alkoholen zauberhafte Wirkungen erzielen können. Das ist gar nicht schwer.

Je genauer Sie arbeiten, um so besser ist das Ergebnis. Benutzen Sie daher zum Abmessen der Duftstoffe immer eine Pipette!

Ambra-Duftwässerchen

35 Tr. Ambraessenz
1 EL Lavendelöl
1 EL Bergamotteöl
2 Tr. Nelkenöl
600 ml 90 %iger Weingeist

Alle Essenzen und Öle in den in eine Flasche abgefüllten Weingeist geben. Die Flasche fest verschließen und kräftig durchschütteln. An einem kühlen, dunklen Ort 3 Monate lang aufbewahren. Dabei die Flasche täglich mindestens einmal schütteln.

Nach Ablauf der drei Monate ist Ihr Ambra-Duftwässerchen fertig. Längere Lagerung steigert jedoch die Qualität.

Rosmarin-Wasser

1 Orange, ungespritzt
1 Zitrone, ungespritzt
3 Stengel frischer Rosmarin
10 EL reiner Alkohol
300 ml Rosenwasser

Die Zitrusfrüchte unter heißem Wasser gründlich abbürsten, um alle schädlichen Rückstände zu entfernen. Dann die Schale ablösen und in Schnitze teilen. Gemeinsam mit den Kernen in eine weithalsige Flasche füllen. Die Rosmarinstengel hineinstecken. Alkohol und Rosenwasser zugießen. Die Flasche fest verschließen und kräftig schütteln.

Nun die Flasche 2 Wochen an einem kühlen, dunklen Ort ruhen lassen. Dabei jedoch einmal täglich schütteln.

Nach 2 Wochen kann man die Rosmarinstengel und Zitrusteile entfernen, muß aber nicht.

Das gebrauchsfertige, sehr frisch duftende Wasser steigert seine Qualität mit der Lagerung.

Bergamotte-Wasser

3 EL Bergamotteöl
2 TL Orangenblütenöl
3 EL Iriswurzel
10 Tr. Geraniumöl
13 Tr. Benzoetinktur (oder 1 TL Benzoeharz)
2,3 l reiner Alkohol

Alle Zutaten in ein luftdicht verschließbares Gefäß geben und 6 Monate an einem dunklen, kühlen Ort aufbewahren. Dabei die Flasche täglich mehrmals durch sanftes Schütteln bewegen.

Zur weiteren Verwendung von der großen Flasche kleine Portionen in einen Zerstäuber abfiltern.

Nelken-Wässerchen

35 Gewürznelken
1 fingernagelgroßes Stückchen Zimtstange
1 l Weinessig
1 l Lavendelwasser

Alle Zutaten in einem Topf zum Kochen bringen. Einmal kurz aufwallen lassen. Dann 2 Stunden auf kleinster Flamme zugedeckt ziehen lassen. Bitte den Flüssigkeitsstand genau kontrollieren. Verdampfte Flüssigkeit unbedingt ersetzen. Nach 2 Stunden den Topf von der Feuerstelle nehmen und abkühlen lassen.

Die Duftmischung in eine dunkle Flasche gießen und 3 Monate an einem dunklen, kühlen Ort aufbewahren. Dabei die Flasche täglich mindestens einmal kurz schütteln.

Anschließend die Flüssigkeit durch ein feines Mulltuch abseihen und erneut in eine (andere) Flasche umfüllen. Weitere 3 Monate ruhen lassen.

Geranium-Wässerchen

20 Tr. Hamamelisessenz
20 Tr. Patchoulöl
30 Tr. Geraniumöl
600 ml reiner Alkohol
5 ganze Rosenblüten beliebiger Farbe

Alle Zutaten in eine dunkle Flasche geben. An einem dunklen, kühlen Ort 5 Monate aufbewahren. Die Flasche täglich einmal schütteln. Nach 5 Monaten Lagerzeit den Inhalt durch ein feines Mulltuch abseihen. Erneut in eine (andere) Flasche gießen. Weitere 3 Monate reifen lassen.

Orangenblüten-Wässerchen

40 g getrocknete Orangenblüten
1 ungespritzte Orange
2 TL Zitronenöl
10 EL reiner Alkohol
400 ml Rosenwasser

Die Orange unter heißem Wasser bürsten, um alle Spritzmittelrückstände zu entfernen, die auch dann auf der Obstschale sitzen, wenn die Frucht ausdrücklich als ungespritzt verkauft wird.

Die Schale ablösen und in kleine Stücke zerteilen. Gemeinsam mit den Orangenkernen in eine Flasche geben. Auch die Orangenblüten einfüllen. Alle anderen Zutaten in einer Schüssel gut vermischen und langsam auf die Fruchtteile geben. Die Flasche durch leichtes Klopfen und Drehen bewegen, um eventuelle Luftblasen zwischen den Obstteilen und den Flüssigkeiten zu lösen.

Anschließend an einem kühlen, dunklen Ort 4 Monate ruhen lassen. Immer wieder durch Drehen und Klopfen leicht bewegen.

Nach 4 Monaten den Inhalt durch ein feines Mulltuch abseihen. Die verbliebene Flüssigkeit weitere 3 Monate ruhen lassen.

Minze-Wasser

4 Stengel frische Minze
1 Zitrone, ungespritzt
3 TL Iriswurzel
6 Tr. Melissenöl
10 El reiner Alkohol
300 ml Hamameliswasser

Die sauberen Minzestengel in eine Flasche stellen. Die Zitronen unter heißem Wasser bürsten, um alle eventuell anhaftenden Spritzmittelspuren zu entfernen. Die Schale ablösen und in kleine Stücke zerteilen. In die Flasche zu den Minzestengeln füllen. Die Iriswurzel im Mörser mit dem Stößel fein zerdrükken. Ebenfalls zu den Pflanzenteilen geben. Nun Alkohol und Hamameliswasser gut in einer Schüssel vermischen und in die Flasche füllen. Die Flasche fest verschließen.

An einem dunklen, kühlen Ort 3 Monate ruhen lassen, dabei die Flasche immer wieder durch leichtes Schütteln bewegen.

Nach 3 Monaten den Inhalt durch ein feines Mulltuch abseihen. Die Pflanzenteile dabei gut ausdrücken. Erneut in eine (andere) Flasche füllen. Weitere 3 Monate ruhen lassen.

Jasmin-Duftwässerchen

8 TL Jasminöl
10 Tr. Ambraessenz
10 Tr. Zitronenöl
300 ml 90%iger Weingeist

Alle Zutaten rasch in eine Flasche füllen, da der Jasminduft schnell verfliegt. Die Flasche fest verschließen. Gut schütteln.

An einem dunklen Ort 4 Wochen ruhen lassen. Dabei die Flasche jede Woche zweimal schütteln. Anfangs setzt sich auf dem Flaschengrund eine trübe Schicht ab. Das Duft-Wässerchen ist gebrauchsfertig, sobald die Trübung verschwunden ist. Es entfaltet seine Qualität jedoch erst mit der Lagerung.

Das Jasmin-Duftwässerchen ist eine sehr starke, exotisch duftende Mischung. Wer den Duft etwas feiner wünscht, kann die Ambraessenz weglassen.

Flieder-Duftwässerchen

2 große, weiße Fliederdolden
2 l Rosenwasser
2 l Weinessig

Die Fliederdolden gut abbrausen. In ein entsprechend weites, luftdicht verschließbares Gefäß geben. Mit Rosenwasser und Weinessig übergießen. Die Fliederdolden müssen vollkommen bedeckt sein. Sollte die angegebene Flüssigkeit dazu nicht ausreichen, mischen Sie Rosenwasser und Weingeist im Verhältnis 1:1, bis die notwendige Menge erreicht ist.

Die Flasche nun fest verschließen. An einem kühlen, dunklen Ort 4 Monate ruhen lassen. Dabei täglich mehrmals kräftig durchschütteln. Nach 4 Monaten abseihen. Die Flüssigkeit weitere 6 Monate ruhen lassen. Wenn keine Trübstoffe mehr vorhanden sind, ist das Flieder-Duftwässerchen gebrauchsfertig.

Frühlingsblüten-Duftwässerchen

10 g Maiglöckchen
10 g Veilchen, frische oder getrocknete Blüten
10 g Hyazinthen
15 EL reiner Alkohol
300 ml Rosenwasser

Alle Blüten, frisch oder getrocknet, in eine Flasche geben. Alkohol und Rosenwasser darübergießen. Die Flasche fest verschließen und kräftig durchschütteln. An einem dunklen, kühlen Ort 3 Monate ruhen lassen. Dabei die Flasche täglich mehrmals kräftig schütteln. Nach 3 Monaten die Pflanzenteile durch einen Kaffeefilter oder ein feines Mulltuch abseihen.

Die Flüssigkeit erneut in eine (andere) Flasche umgießen. Weitere 3 Monate ruhen lassen. Das Duftgemisch entfaltet sich mit längerer Lagerung intensiver.

Parfum-Wässerchen

15 ml eines beliebigen Parfums
90 ml 90%iger Weingeist

Sollten Sie einmal ein Parfum gekauft oder geschenkt erhalten haben, dessen Duft Ihnen zu schwer erscheint oder an Ihnen nicht die erhoffte Wirkung erzielt, versuchen Sie es doch einmal mit einem einfachen Trick! Schütteln Sie die angegebene Menge Ihres Parfums mit Weingeist in einer fest verschließbaren Flasche. Stellen Sie die Flasche 4 Wochen an einen kühlen, dunklen Ort. Nicht schütteln! In den ersten Tagen erscheint auf dem Grund der Flasche eine milchige Trübung. Das ist ohne Belang. Die Trübung verschwindet nach 7 – 10 Tagen. Die Flasche weitere 2 – 3 Wochen ruhen lassen.

Längere Ruhezeiten verbessern das Duftergebnis erheblich!

Lilien-Wasser

10 große weiße Lilienblüten
20 Tr. Lilienöl
1 Zitrone, ungespritzt
3 TL Iriswurzel
1,3 l Rosenwasser
1,3 l Weinessig

Alle Pflanzenteile in eine große Flasche geben. Die Zitrone unter heißem Wasser abbürsten, um eventuelle Spritzmittelrückstände zu entfernen. Die Schale ablösen. In kleine Schnitze teilen. Zu den Lilienblüten geben. Iriswurzel, Rosenwasser und Weinessig darüber füllen.

Die Flasche fest verschließen und gut durchschütteln. 6 Monate an einem dunklen, kühlen Ort ziehen lassen. Dabei die Flasche mehrmals täglich schütteln.

Nach 6 Monaten den Inhalt abseihen. Ein Kaffeefilter oder ein feines Mulltuch sind hilfreich.

Der zurückbleibenden Flüssigkeit das Lilienöl beimischen. Die Flasche (eine frische) verschließen und weitere 3 Monate ruhen lassen. Dabei nicht mehr bewegen.

Das Lilien-Wasser entfaltet seine volle Qualität mit der Lagerung.

Pflegemittel für den Mann

Rasierwasser

Kamillen-Rasierwasser

5 EL Sojaöl
3 EL Mandelöl
4 El Kamillenöl
20 ml Twen 80

Alle Zutaten gründlich miteinander mischen. In eine Flasche füllen. Sofort gebrauchsfertig.

Zur Anwendung mischt man das Kamillen-Öl-Gemisch zu gleichen Teilen mit Wasser und trägt das fertige Kamillen-Rasierwasser auf die Haut auf.

Moschus-Rasierwasser

3/4 EL Moschus-Essenz
1 TL Bergamotte-Essenz
600 ml 90 %iger Weingeist

Alle Zutaten in eine Flasche gießen. Die Flasche fest verschließen und kräftig schütteln. An einem dunklen, kühlen Ort 3 Monate lagern. Dabei die Flasche mehrmals wöchentlich schütteln.

Längere Lagerung verstärkt den Duft.

Engelwurz-Rasierwasser

20 g getrocknete Engelwurz
80 ml Wasser
40 ml Hamameliswasser
40 ml 90 %iger Weingeist
8 Tr. Melissenöl

Aus Engelwurz und Wasser einen Aufguß herstellen. 30 Minuten auf der kleinsten Flamme leise ziehen lassen. Danach abseihen, dabei die Engelwurz gut ausdrücken. In den erkalteten Aufguß Hamameliswasser, Weingeist und das Melissenöl gießen. Etwa 5 Minuten mit dem elektrischen Schneebesen verrühren.

Das fertige Rasierwasser in eine dunkle Flasche füllen. 2 Wochen an einem kühlen, dunklen Ort ruhen lassen.

Schachtelhalm-Rasierwasser

30 g getrockneter Schachtelhalm
100 ml Wasser
50 ml Rosenwasser
50 ml 90 %iger Weingeist
5 Tr. Zitronenöl

Aus Schachtelhalm und Wasser einen Aufguß herstellen. Diesen 10 Minuten neben der Kochstelle ziehen lassen, dann abseihen. Dem erkalteten Aufguß Weingeist und Rosenwasser beimischen. Zuletzt das Zitronenöl unterrühren.

Die Flüssigkeit in eine Flasche füllen und gut durchschütteln. Sofort verwendbar.

Rosmarin-Rasierwasser

3 Stengel frischer Rosmarin oder 4 El getrocknete Blätter
9 EL Mandelöl
15 ml Twen 80

Den Rosmarin in das Öl einlegen. Das Gefäß fest verschließen. 3 Wochen dunkel und kühl aufbewahren. Nun das Öl mit Twen 80 mischen und 1 Minute lang kräftig durchrühren.

Das Öl in eine Flasche füllen. Bei Raumtemperatur aufbewahren.

Nach der Rasur 1 TL Rosmarin-Öl mit 1 TL Wasser vermischen und auf die Haut auftragen.

Zitronen-Rasierwasser

4 EL Zitronen-Essenz
1 EL Melissen-Essenz
1 ungespritzte Zitrone
600 ml 90 %iger Weingeist

Die Zitrone unter heißem Wasser abbürsten und eventuell vorhandene Spritzmittelspuren beseitigen. Die Schale ablösen. Gemeinsam mit einem Fruchtfleischschnitz und den Kernen in eine Flasche geben. Die Essenzen aufgießen, den Weingeist beigeben. Die Flasche kräftig schütteln und durch langsames Drehen mögliche Luftblasen entfernen.

Die Flasche an einem dunklen, kühlen Ort 3 Monate aufbewahren. Dabei täglich schütteln und drehen.

Nach 3 Monaten den Inhalt abseihen. Die Zitronenteile durch ein feines Mulltuch auspressen. Die Flüssigkeit in eine neue Flasche füllen. Weitere 6 Wochen lagern. Danach ist sie gebrauchsfertig.

Herrencreme

Hamamelis-Creme

5 El Hamameliswasser
3 EL Zitronenöl
2 EL Sojaöl
2 EL Sesamöl
8 EL weißes Bienenwachs
1 EL Kakaobutter
1 Tl Borax
50 ml Wasser

Den Borax in Wasser auflösen und das Gefäß beiseite stellen. Das Bienenwachs mit der Kakaobutter im milden Wasserbad schmelzen. Hamameliswasser und die Öle beimischen. Den Topf von der Feuerstelle nehmen. Zuletzt den gelösten Borax unterziehen. Die cremige Masse mit dem elektrischen Schneebesen auf höchster Geschwindigkeitsstufe kaltrühren.

Die fertige Creme in einen passenden Tiegel streichen und kühl aufbewahren.

Haltbarkeit: ca. 4 Wochen.

Mandel-Creme

5 EL weißes Bienenwachs
4 EL Kakaobutter
5 EL Mandelöl
3 Tr. Lorbeeröl
1 TL Borax
50 ml Wasser

Borax in Wasser auflösen. Das Gefäß beiseite stellen. Bienenwachs und Kakaobutter im Wasserbad schmelzen. Die Öle vorsichtig untermischen, bis keine Schlieren mehr sichtbar sind. Den Topf von der Feuerstelle nehmen. Den gelösten Borax zugeben. Die cremige Mischung mit dem Schneebesen auf höchster Geschwindigkeitsstufe glattrühren.

Die fertige Creme in einem Tiegel kühl aufbewahren.

Haltbarkeit: ca. 4 Monate.

Moschus-Creme

3 El Moschus-Essenz
3 El Mandelöl
3 EL Weizenkeimöl
1 EL Maisöl
6 EL weißes Bienenwachs
1 TL Borax
50 ml Wasser

Den Borax in Wasser auflösen und das Gefäß beiseite stellen. Das Bienenwachs im Wasserbad schmelzen. Die Öle langsam zugeben. Den Topf von der Feuerstelle nehmen und den gelösten Borax beigeben. Mit dem Schneebesen auf höchster Geschwindigkeitsstufe die cremige Masse vollständig kaltrühren.

Die fertige Creme bei Zimmertemperatur aufbewahren.

Haltbarkeit: ca. 4 Wochen.

Kamillen-Creme

5 EL Kakaobutter
8 EL weißes Bienenwachs
1 EL Stearinsäure
1 TL Borax
25 ml Wasser
3 EL Kamillenöl

Borax in Wasser auflösen. Das Gefäß beiseite stellen. Bienenwachs und Kakaobutter im milden Wasserbad schmelzen. Die Stearinsäure beigeben und gut verrühren. Den Topf von der Feuerstelle nehmen. Den gelösten Borax beimischen. Die cremige Masse mit dem elektrischen Schneebesen auf höchster Geschwindigkeitsstufe kaltrühren. Die fertige Creme in einen fest schließenden Tiegel füllen und zimmerwarm aufbewahren.

Haltbarkeit: 6 Wochen.

Duftfreie Creme

6 EL gelbes Bienenwachs
3 EL Mandelöl
3 EL Kakaobutter
1 TL Borax
25 ml Wasser
2 TL Maiskeimöl

Den Borax in Wasser auflösen. Das Gefäß beiseite stellen. Bienenwachs und Öle in einem milden Wasserbad auflösen. In die klare Schmelze den gelösten Borax mischen. Gut rühren.

Den Topf von der Feuerstelle nehmen. Die cremige Masse mit dem elektrischen Schneebesen auf höchster Geschwindigkeitsstufe kaltrühren. Die fertige Creme in ein passendes Gefäß füllen und gut verschließen. Im Kühlschrank aufbewahren.

Haltbarkeit: ca. 8 Wochen.

Herrendeodorants

Kiefernnadel-Deodorant

3 schöne Kiefernzapfen
30 g frische Kiefernnadeln
300 ml Wasser
300 ml 90%iger Weingeist
20 ml reiner Alkohol

Aus den Kiefernzapfen und -nadeln mit kochendem Wasser einen Aufguß herstellen. 1 Stunde auf kleinster Flamme leise simmern lassen. Dabei eventuell verdampfendes Wasser nachfüllen. Den Topf vom Herd nehmen. Den Aufguß 10 Stunden ziehen lassen, danach abseihen. Dabei die Kiefernnadeln gut ausdrücken.

Weingeist und Alkohol in einer Flasche zusammenschütten. Den Kiefernaufguß dazugeben. Die Flasche fest verschließen und kräftig durchschütteln. An einem kühlen, dunklen Ort 3 Tage ruhen lassen.

Das gebrauchsfertige Deodorant portionsweise in Sprühflaschen füllen.

Der Kiefernnadelaufguß läßt sich übrigens auch als sehr aromatisch duftendes und entspannendes Badewasser verwenden.

Haltbarkeit: 6 Monate.

Rosmarin-Deodorant

40 g Rosmarinblätter
100 ml Wasser
60 ml 90%iger Weingeist
3 Lorbeerblätter
3 Wacholderbeeren

Aus Rosmarinblättern, Lorbeerblättern und Wacholderbeeren mit kochendem Wasser einen Aufguß herstellen. Dazu alle Pflanzenteile zerbröseln bzw. im Mörser fein zerstoßen. Den Aufguß auf kleinster Flamme 1 Stunde leise köcheln lassen. Dabei stets den Wasserstand im Topf überprüfen und verdunstetes Wasser nachfüllen. Den Aufguß erkalten lassen und abseihen. Dem kalten Aufguß den Weingeist beigeben und alles zusammen in eine Sprühflasche füllen. Sofort gebrauchsfertig.

Haltbarkeit: ca. 3 Monate.

Salbei-Deodorant

30 g getrockneter Salbei
10 g getrockneter Schachtelhalm
100 ml Wasser
120 ml 90%iger Weingeist
10 El reiner Alkohol

Aus Salbei und Schachtelhalm mit kochendem Wasser einen Aufguß herstellen. 15 Minuten auf kleinster Flamme ziehen lassen. Nach dem Erkalten abseihen, die Pflanzenteile dabei gut ausdrücken. Dafür eignet sich ein feines Mulltuch am besten. Weingeist und Alkohol in einer Flasche durch Schütteln gut mischen. Den Pflanzenaufguß zugeben. Die Flasche fest verschließen, erneut kräftig schütteln. An einem warmen Ort 3 Tage ruhen lassen, dann in eine Sprühflasche füllen.

Haltbarkeit: ca. 4 Monate.

Ginster-Deodorant

50 g Ginsterblüten und junge Triebe (möglichst frisch gebrochen)
100 ml Wasser
100 ml 90%iger Weingeist
30 ml reiner Alkohol

Aus Ginster und kochendem Wasser einen Aufguß herstellen. Auf kleiner Flamme 1 Stunde köcheln lassen. Eventuellen Wasserverlust durch Verdunsten ersetzen. Den Aufguß erkalten lassen, dann abseihen. Weingeist und Alkohol in einer Flasche mischen. Den Aufguß dazugeben. Die Flasche fest verschließen und gut schütteln. Die sofort gebrauchsfertige Mischung in eine Sprühflasche füllen.

Haltbarkeit: ca. 3 Monate.

Wiesenkräuter-Deodorant

30 g Brennessel
30 g Löwenzahn
30 g Wiesenschaumkraut
30 g Lichtnelken
30 g Margeriten
150 ml Wasser
150 ml 90%iger Weingeist
5 Tr. Zitronenöl

Aus allen Pflanzenteilen mit kochendem Wasser einen Aufguß herstellen. 1 Stunde ziehen lassen, dann durch ein feines Mulltuch abseihen. Den Aufguß mit Weingeist mischen. Das Zitronenöl unterrühren. Die fertige Mischung in eine Flasche füllen und kräftig schütteln. 3 Tage an einem dunklen, kühlen Ort ziehen lassen, in eine Sprühflasche abfüllen.

Haltbarkeit: ca. 6 Monate.

Kräuter-Deodorant

3 EL Eukalyptusblüten
3 EL Wacholdertriebe
3 EL Löwenzahnblätter
3 EL Brennesselpflanze
3 El Zitronenmelisse
650 ml Wasser
300 ml Apfelessig
300 ml 90%iger Weingeist

Aus allen fein zerriebenen und gehackten Pflanzenteilen mit kochendem Wasser einen Aufguß herstellen. Kurz aufwallen lassen. Von der Feuerstelle nehmen. 10 Stunden ziehen lassen, dann abseihen. Dabei die Pflanzenteile gründlich ausdrücken.

Apfelessig und Weingeist in einer Flasche zusammenschütten. Anschließend den frischen Aufguß zugeben. Die Flasche fest verschließen. Kräftig schütteln. Die Flasche 3 Wochen an einem warmen Ort ruhen lassen. Dabei hin und wieder schütteln.

Das gebrauchsfertige Deodorant in eine Sprühflasche füllen.

Haltbarkeit: ca. 6 Monate.

Rezeptverzeichnis

Literaturhinweise

Faber, Stefanie: Das Rezeptbuch für Naturkosmetik. München 1987

dies.: Hobbykurse Kosmetik. München 1985

dies.: Schönheitsfarm zu Hause. München 1987

dies.: Natürlich schön. München 1987

Flück, Hans/Rita Jaspersen-Schib: Unsere Heilpflanzen. Thun 1980

Guyton, Anita: Naturkosmetik selbstgemacht. München 1984

Geheimnisse und Heilkräfte der Pflanzen. Zürich, Stuttgart, Wien 1980

Jorek, Norbert: Heilpflanzen. Ratschläge zur Bestimmung und Anwendung heimischer Arten. Stuttgart 1987

Kluge, Heidelore: Lippenstift und Honigmaske. München 1984

Kosmetikjahrbuch. Augsburg 1982

Kosmetikjahrbuch. Augsburg 1983.

Mességué, Maurice: Schönheitskräuter-Lexikon. Rastatt ^{3}1988

Pahlow, Mannfried: Heilpflanzen. München 1987

Pütz, Jean/Christine Niklas: Cremes und sanfte Seifen. Kosmetik zum Selbermachen. Köln ^{3}1987

Schwester Bernardines große Naturapotheke. München 1983

Treben, Maria: Heilkräuter aus dem Garten Gottes. München ^{7}1988

Waniorek, Lina: Naturkosmetik. München 1986

Wilhelm, Michael: Das grüne Geheimnis. Reinbek 1984